藥 房 事 件 簿

The Pharmakid Case Files

藥 房 事 件 簿

小 小 藥 罐 子

健康是人類維生之必要聖物。

舉凡所有玷污這聖物的人們，將會受到病魔的詛咒……

這本書將會是破解這道詛咒的鑰匙。

我是「eyd」，就是這條鑰匙的真正主人。

至於這個名字的真正意思，其實已經隱藏在這本書裡的其中一個角落。

各位名偵探，你們能解開這個謎嗎？

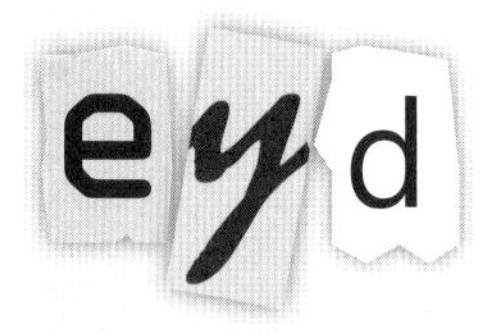

序言　一畫開天

從前，小男孩畢業後，便成為實習藥劑師，開始實習，立志要成為一個臨床藥劑師。

沒想到，人算不如天算……

現在，小男孩實習後，便成為註冊藥劑師，開始執業，最後卻成為一個社區藥劑師。

當年，小男孩實在太年輕，所以還沒有發現，原來這是上天一早為他安排的路……

這條路，就是……

說到社區藥房，不知道大家會想到什麼？

其實，一間社區藥房，除了是一個售賣藥物的地方外，還是一個藥物諮詢的途徑。

對，在社區藥房裡，小男孩經常會遇到很多用藥者，總是跟小男孩分享一些相同的用藥疑難，例如「藥物應不應該放進雪櫃裡」。這樣子，同一番說話、同一個答案，說著說著，小男孩不禁在想，與其化整為零、各個擊破，倒不如整合、歸納這些常見的用藥疑難，寫在網誌上，透過網絡分享給其他人，希望讓更多人能夠正確服藥、靈活用藥，然後逐漸實現「天下無藥」這個念茲在茲的理想，最後一同建構一個健康的社會。

從此，小男孩便踏上寫作這條路。

沒想到，踏上這段路，一步一步，走著走著，小男孩竟然還可以在這裡跟大家見面……

當然，說到這裡，你可能會好奇問：

「咦？你自己不是說了嗎？你的志願是做一個臨床藥劑師，現在事與願違，這樣會不會留下一絲遺憾呢？」

唔……在繼續分享前，藥罐子首先不妨說一個故事，作為引子。

《莊子》在〈逍遙遊〉裡，提到「鯤化鵬徙」這個故事，內容是這樣的：

北冥有魚，其名為鯤。鯤之大，不知其幾千里也。化而為鳥，其名為鵬。鵬之背，不知其幾千里也；怒而飛，其翼若垂天之雲。是鳥也，海運則將徙於南冥。南冥者，天池也。

大意是說：

從前，在北海裡有一條魚，稱為「鯤」。

「鯤」本來只是一條小魚，後來漸漸進化，成為一條大魚，然後繼續慢慢超進化，最後成為一隻大鳥，稱為「鵬」。

有一天，風來了，這隻「鵬」便大鵬展翅，遠走高飛，飛往南海了！

這個故事的寓意，說易不易，說難不難：小魚變大魚，是「量變」；大魚變大鳥，是「質變」。這個故事，主要強調生命的成長，既要量變，又要質變，從一條潛沉的「鯤」，進化成為一隻怒飛的「鵬」，然後待到時機成熟的時候，便「水擊三千里，摶扶搖而上者九萬里（《莊子．逍遙遊》）」，超越自己的生命，突破自己的界限，提升到更高一層的境界。

問題是，就算是鵬，能不能飛，最後還是取決於一種連鵬都不能控制的外在環境因素：風！

對，人生畢竟有很多無奈，這個故事沒有強調這些無奈，同時沒有否定這些無奈，實際上，一隻鵬，沒有風，就算擁有一雙「垂天之雲」的翅膀，還是不能飛，問題是，就算有風，魚能飛嗎？

說到底，是魚還是鵬，這是自己可以決定的，至於有沒有風，能不能飛，對不起，這是天意，已經不是自己可以決定的！

所以，「機緣」這兩個字，真的很難說，還是隨緣吧！

舉例說，如果孔子當年官運亨通的話，他還會周遊列國，最後成為萬世師表嗎？

這就是說，真正的重點不是有沒有風，沒有風的鵬，骨子裡還是一隻鵬，還是能夠勉強飛一飛，反過來，如果不是鵬的話，就算遇上風，「時來天地皆同力（羅隱《籌筆驛》）」，最後還是未必能夠「大鵬一日同風起，扶搖直上九萬里（李白《上李邕》）」！

「山不在高，有仙則名；水不在深，有龍則靈。（劉禹錫《陋室銘》）」山高不高、水深不深，不是自己可以控制的，但是是不是仙、是不是龍，還是自己可以控制的。

總之，不論有沒有「天子臨軒賜侯印，將軍佩出明光宮（王維《少年行・其四》）」的一天，不管是順風還是逆風，無論順境還是逆境，小男孩還是選擇堅持自己的理念，實踐自己的理想！

平生不願羽毛藏，

那怕蒼天笑我狂。

燕雀身懷鴻鵠志，

乘風浴火欲成凰！《一畫開天》

這，就是小男孩的答案。

其實，如果當年小男孩真的如願以償的話，今天還會不會有這本書呢？

所以，一切還是隨遇而安吧！

目錄

配藥

問藥

用藥

配藥

辨別一個人，姓名是最簡單的方法。

同理，辨別一種藥，藥名是最理想的方法。

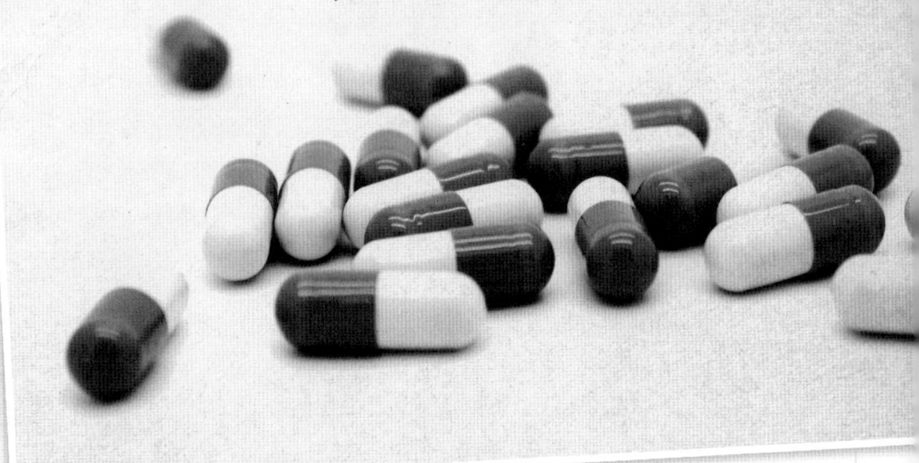

「這個」是什麼？

LOT:
EXP:

一個伯伯，滿頭蓬亂的花白頭髮，赭黃的臉上滿是一道道皺紋，還有一點點老人斑，瘦瘦的身架，穿上一件藍色的悠閒襯衫、一條黑色的悠閒西褲，裡面還套著一件發黃的白色背心，衣著看來有點殘舊。在下午的時候，他單人匹馬前往藥房，主要的目的，唔……應該是買一件東西。

這到底是什麼東西？說真的，至今藥罐子還沒有確鑿的證據，所以這仍然是一個不解之謎。不過真的要猜的話，那麼根據合理的推測，最大的可能應該就是這個……

話說回來，整件事情的來龍去脈大概是這樣的：

這個伯伯，甫進藥房後不久，便隔著其中一個裡面擺放西藥的玻璃櫃枱，對著藥罐子，慢慢將身向前俯，微微將頭向前傾，一對鬼鬼祟祟的眼睛，一副神神秘秘的樣子，整個身體靠著這個玻璃櫃枱，低著頭，然後伸出右手食指，不斷指著地下，一面輕輕張開雙唇，用一種微弱的聲線，悄悄的問藥罐子：

「喂！你們有沒有『這個』？」

這個？

「嗄？」

這是藥罐子的第一個反應。

說真的，不管是「這個」，還是「那個」，既不是術語，又不是潮語，單是「這個」，在沒有前文後理的大前提下，實在很難讓

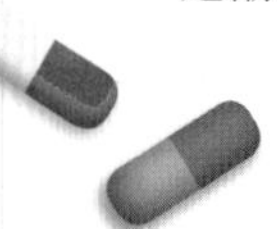

人猜出一個所以然出來。

這個「這個」，讓藥罐子一臉茫然，百思不得其解，腦海裡除了問號，還是問號。

這時候，應該怎麼辦？

在這個情況下，唯一的方法，便是問。於是藥罐子便決定主動出擊，反守為攻，乾脆問一問這個伯伯：

「唔……對不起，我真的聽不懂你的意思……或者可不可以直接一點？」

沒想到，雖然還是壓著嗓子，但是這個伯伯已經漲紅了臉，臉上的皺紋條條綻出，看來好像開始有點氣結，然後他帶著一點激動的情緒，用一種躁動的語調，不斷重複跟藥罐子說：

「這個啊！這個啊！你們到底有沒有『這個』？」

這時候，藥罐子心想：

唉呀！單是「這個」已經可以包含很多答案，沒有提示自然無從判斷，所以還是請直接一點吧！

各位看倌，看到這裡，可能會問：

「噯！藥罐子，人家不是指著地下嗎？這已經是一種提示，怎會沒有提示呢？」

問題是，看一看這個伯伯所指的地下，只有白茫茫的地板，實在沒有什麼東西可以作為提示。簡單說，這種提示根本不是提示。

還有，最重要的問題是，噯，誰說這是偵探片，需要弄一條推理題出來，推一推理？猜一猜謎？有事不妨直言，到底有什麼難言之隱呢？

對，其實不論什麼原因，用藥者實在不用覺得難以啟齒，更加不能轉彎抹角，因為你不說，人家不會知道，人家不知道，自然便會拿不出來，固然幫不上忙。再說，猜來猜去，要是猜錯的話，自然便會拿錯，一樣幫不上忙。

何況，醜婦終須見家翁，除非高買，否則你買什麼東西，難道藥房會不知道嗎？

所以，有話還是直說。

說回剛剛這個場景，藥罐子真的愈聽愈亂，一頭霧水，完全摸不著頭腦。

殊不知，謎底竟然在不知不覺間露出了一道曙光……

這時候，一個同事剛好經過，見狀便走到藥罐子的後面，高聲答道：

「沒有啊！沒有啊！自己看醫生吧！」

聽罷，這個伯伯便低著頭，樣子好像有點尷尬，然後喃喃自語，似懂非懂的離開藥房。

這時候，藥罐子當然問一問同事真正的答案。

沒想到，答案竟然是……

「一個男人到了這個年紀，無緣無故跑來藥房，還可以買什麼？不就是……」

當然，這只是一種揣測，最後還是沒有從這個伯伯的口中確認答案是否正確，但是，如果真的是這樣的話，一切便好像可以說得通

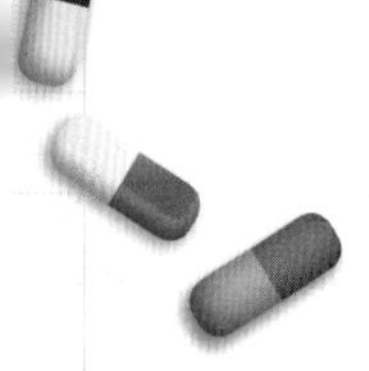

了……的確，人前人後，身為一個男人，除非逼不得已，否則實在不太願意承認自己在這方面出現問題，難怪會欲言又止……或許便是這個原因……

哦……原來這個伯伯剛剛指的，不是地下，而是……

對！對！對！

最後，還是補充一點：

託各位看倌的鴻福，藥罐子的身體尚算壯健，這方面暫時沒有問題，不需要假手於人……不，不，不，應該是假手於藥，所以，如果不知道「這個」是什麼意思的話，希望各位看倌不要怪罪。

「加士必」是什麼？

LOT:
EXP:

有一次，一個伯伯，頭髮已經花白，蓄著斑白的鬍子，右手拄著一根拐杖，微微彎著腰，一步一步慢慢的前來藥房，甫進藥房後不久，便在貨架跟貨架的夾縫間緩緩的穿梭來往，東張西望，看來應該是找東西吧？

這樣子，藥罐子便徐徐繞到這個伯伯身前，打算問一問自己有什麼事情可以幫得上忙。

沒想到，這個伯伯的語速相當驚人，跟步速截然不同，說時遲，那時快，便已經張開嘴巴，提高嗓子，一直不斷跟藥罐子重複嚷著同一個單字。

唔……說真的，請恕藥罐子孤陋寡聞，這個單字真的聞所未聞，在讀音上，不中不英、半鹹半淡，總是有點奇怪，讓人丈八金剛，摸不著頭腦。

雖然話是這樣說，但是根據這個讀法，藥罐子絕對有理由相信這是一個英文生字。

實際上，這個關鍵的單字，真正的發音，真的要說的話，唔……請恕藥罐子才盡詞窮，實在想不出一個貼切的拼音出來。不過如果「Brother」可以譯作「巴打」的話，那麼伯伯這個單字，個人覺得，最接近的譯音，應該是……

「加士必！加士必！」

問題是，這到底是什麼？

Gatsby？

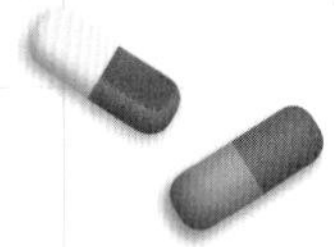

這是藥罐子腦海裡掠過的第一個答案。

對，乍聽之下，兩者倒是有幾分相似，不是嗎？

看來謎底已經解開了……

於是，藥罐子便答道：

「哦……你是不是指『Gatsby』這個牌子？」

沒想到，這個伯伯竟然沉默不語，既沒有答「是」，又沒有答「否」。

唉呀！要知道，答「是」固然好，問題解決，文章結束。答「否」，至少可以排除一個可能，方便藥房繼續找答案。簡單說，有答案總比沒有答案好！這樣子，你告訴我如何是好？

好吧！既然這個伯伯決定保持緘默，那麼，與其說，不如看，藥罐子便帶著這個伯伯，前往存放髮蠟、髮泥這些頭髮造型產品的貨架上，然後隨手拿起一支 Gatsby 定型噴霧出來，橫著這支定型噴霧，指著印在上面的「Gatsby」標誌，對著這個伯伯說：

「你說的，是不是這個？如果是的話，這個牌子還有很多產品。那麼，你看一看，你所指的，到底是……」

聽罷，這個伯伯便立刻打斷藥罐子說話，然後，聲如洪鐘，斬釘截鐵，中英夾雜道：

「No ！ No ！ No ！加士必！加士必！」

同時，還補上一句話：

「哼！老人家要這種東西做什麼？」

唔……買東西，除了買給自己外，還可以買給別人嘛！你不說，我怎會知道呢？

不過，單是這一句話，便已提供了一個線索：原來這件東西是自用的。

這時候，靈光一閃，咦……如果是自用的話，難道是……嘉士伯？

這是藥罐子腦海裡掠過的第二個答案。

但是，不消一秒鐘，後一秒的藥罐子便打倒前一秒的藥罐子，自己立即推翻這個答案。

「不對！不對！這裡是藥房，既不是便利店，又不是超級市場，哪會有人前來藥房買啤酒，所以應該不是吧？」

聽罷，藥罐子實在想不到其他可能，可以說是毫無頭緒，線索盡斷。

這個伯伯可能看到藥罐子一頭霧水的樣子，便高聲嚷道：

「怎麼樣？不知道嗎？這是用來通血管的……」

聽到這句話後，謎底終於解開了！真正的答案，原來是……

「哦！ Aspirin（亞士匹靈）！」

藥物情報

藥名	亞士匹靈
藥物分類	抗血小板藥

亞士匹靈，在藥性上，因為可以抑制血小板凝聚的功能，而且屬於不可逆性，簡單說，一去無回頭，所以，低劑量的亞士匹靈，可以作為一種抗血小板藥（Antiplatelet），抑制血小板凝結，避免血塊的形成，預防血栓的產生，從而減少出現血管栓塞的風險，適用於預防出現中風的風險。在坊間，這便是俗稱的「通血管」了。

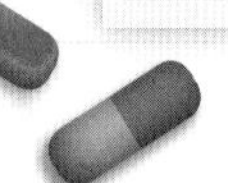

對，藥罐子絕對鼓勵大家，不管是配藥，還是問藥，相較中文藥名而言，用英文藥名，一定會較方便，但是，大前提是對方一定要聽得懂，不然的話，雞同鴨講，語言便會失去傳意功能，便解決不了問題。

各位看倌，看到這裡，可能會說：

「唉呀！藥罐子，你是讀藥的，唸慣英文，當然說得輕鬆。試想，人家就是唸不慣這些英文生字（俗稱「雞腸」），才會唸成這個讀音，可以怪誰？」

對！絕對正確！不過如果不曉得讀音的話，用紙筆抄錄，或者用電話拍照，甚至直接帶實物出來，例如藥物的包裝盒、說明書、藥袋，總之只要有這個藥的名字，同樣可以解決問題。

最後，藥罐子便中英夾雜，不斷唸著說：

「哦……原來是 Aspirin、亞士匹靈、Aspirin、亞士匹靈……」

不用問，這樣說，主要的目的，當然是跟這個伯伯灌輸正確的讀音，同時，如果人家真的聽不懂這個英文藥名的話，還是可以說這個家喻戶曉的中文藥名出來，希望他會明白藥罐子的心思……

配藥，最重要的是……（一）

LOT:
EXP:

不久前，一個年約二十多歲的女生，一張圓溜溜的臉蛋，一雙黑漆漆的眼珠，兩頰暈紅，穿著一件紅色短袖T恤、一條藍色運動短褲、一對沙灘涼鞋，一身街坊裝，如同鄰家女孩一樣，散發著一股青春的氣息，前來藥房買藥。看樣子，應該是住在附近的街坊吧？

這個女生，甫進藥房不久後，便隔著其中一個裡面擺放西藥的玻璃櫃枱，拿出一部智能手機出來，左掃掃，右掃掃，滑來滑去，最後滑出一張藥袋的圖片來，並且將手機屏幕對著藥罐子，問藥罐子有沒有這種藥。

藥罐子接過這部智能手機，看過這張圖片，很明顯這種藥是從一間私家診所裡領過來的，至於這個藥袋上的藥物標籤，是人手寫的，至於最關鍵的藥名，唔……請恕藥罐子直言，個人覺得，這些字體實在有點潦草，藥罐子真的看不清楚上面寫的到底是什麼藥。當然，寫字這回事，同一個字，各人有各自的字跡，真的要說的話，有時候，除了自己，實在不能保證其他人一樣看的懂，不過一個人看不懂，不代表其他人看不懂。其實藥罐子偶爾都會遇到這種情況，沒有什麼好奇怪。

當然，遇到這個情況，最直接的方法，自然是「放大」。所以，藥罐子便在嘗試用兩根手指，輕輕按著熒幕對角線的兩點，然後一直向外拉，希望可以放大一點圖片，從而看清楚上面的藥名，但是無論是中是英，字縮得愈小，筆畫便愈會黏在一起，顯得更加模糊不清，不過放大的話，線條便會愈朦朧，結果還是「霧外江山看不真（楊萬里《庚子正月五日曉過大皋渡二首・其一》）」，所以，有時候，放大未必真的能夠幫得上忙。因此，藥罐子只會說這是最「直接」

的方法，不是最「有效」的方法。

誠然，單是這個字，在沒有其他補充資料的大前提下，這個藥名實在有太多可能，自然不能妄下判斷。簡單說，就是三個字：「不清楚」。

當然，話是這樣說，但是除了標示藥名外，藥物標籤還會標示其他資料，例如劑量、服法，甚至簡單說明一下用途，作為線索，輔助藥房偵查實際的藥名；同時，除了物證，還有人證，這就是說，除了看藥物標籤外，還可以直接問用藥者，提供更多資料，例如藥物用途，協助藥房調查。

再退一步說，看不清藥名不代表猜不到答案，遇上這種情況，偶爾還是能夠勉強看得到其中幾個英文字母，從而可以根據上文下理，推敲一下藥名——大前提是寫下來的名字是成分名，或者是牌子名。說真的，香港市面上至少有不下數萬種不同的註冊藥物，自然便會有不下數萬種不同的牌子名，如果遇到一些見所未見、聞所未聞的牌子名的話，印象自然不深，在解讀上，自然便會困難重重。

但是，隨著時代的進步、科技的發展，社會漸漸步向電子化，鍵盤慢慢取代紙筆，所以，現在除了醫院外，一些私家診所，已經開始使用電腦列印藥物標籤出來，雖然未必能夠減少出現手民之誤的機會（當然，寫字固然會寫錯，但是打字一樣會打錯），但是，字體公式化，便能夠減少出現誤讀的風險，對，你看不懂我的字跡，總會看的懂「Times New Roman」嘛？

話說回來，在這個案例裡，就算放大了藥名，還是看不清楚藥袋上的藥名，同時，這個女生答道這包藥不是自用，而是幫人家買的，所以連她自己都不清楚這是什麼藥，配藥當然失敗。

配藥，最重要的是……（二）

LOT:
EXP:

有一次，一個年約三、四十歲的中年女士，一張圓滾滾的臉龐，高顴骨、濃眉毛、厚嘴唇，胖嘟嘟的身材，前來藥房配藥，單是這個身形、談吐、衣著，不知怎的在藥罐子眼裡，總是離不開「家庭主婦」這個第一印象……

這個女士，甫進藥房後不久，便直接問藥罐子：

「唉呀！不知道你們有沒有一種收鼻水藥，小小的、長長的、尖尖的、黃黃的？上次不記得從哪裡配回來的……用著用著，效果不錯。如果有的話，我想配一排藥。」

香港市面上至少有不下數萬種藥物，單是同一種大小、同一種形狀、同一種顏色，甚至同一種用途，其實真的可以不少於一種，簡單說，就是「人有相似，物有相同。」所以，單是描述一種藥的外觀，既沒有牌子名，又沒有成分名，實在太多可能，自然無從判斷，基於保障用藥者的安全，藥罐子實在不能、不該、不敢推敲裡面的成分，固然無法配藥。

所以相較藥物而言，最重要的還是藥名。只要有藥名，一切便已經綽綽有餘，方便配藥了。

一般而言，遇到這個情況，藥罐子大多會說：

「這個……我真的沒有什麼印象……或者，有沒有藥名？如果知道藥名的話，我便可能知道這是什麼藥，看一看，能不能幫上一點忙。」

聽罷，她便強聒不舍，連聲答道：

「嗄……唉呀！人家只是碰巧經過，便順道過來碰一碰運氣，看一看買不買到這種藥，哪會記得什麼藥名……唔……不如這樣，過幾天我直接拿這排藥過來，好嗎？」

好，很好，十分好。

實際上，相較藥片而言，鋁箔紙的封面較大，所以藥廠一般在生產這些排裝藥的時候，在背面的鋁箔紙上，大多會善用這個版面，在這個「廣告位」上賣一賣廣告（難得有這麼大的版面，哪有不賣廣告的道理呢？），用來標示藥廠名、牌子名、成分名。一來，可以強調自己的商標，宣傳自己的品牌，二來，可以幫助用藥者容易分辨手上的藥物，從而減少用藥者服錯藥物的風險，促進用藥安全，一面砌牆兩面光。

所以，如果是排裝藥的話，藥罐子一般建議大家只需要直接拿這排藥過來，不管是實物，還是圖片（當然是背面的鋁箔紙），連抄都不用抄，目的在減少抄錯、抄漏的機會，這樣便已經能夠輔助配藥的工作。

沒想到，兩天後，這位女士真的帶著這排藥過來，前來配藥。

藥，帶是帶了，但是……

這排藥背面的鋁箔紙，不管是牌子名，還是成分名，應該是有的，只要有其中一項資料，藥罐子便可以推斷這是什麼藥，但是沒想到，這兩項最重要的資料，竟然全部被剪走！本來一排十粒的藥，只剩下橫排最後兩粒，上面只是留下幾個英文字母，只是一些幫不上忙的線索，有帶藥等於沒帶藥，幫不上半點兒忙。

本來已經線索盡斷，理應配不了藥。

咦……慢著……

幸好，雖然這位女士不慎毀屍滅跡，但是天網恢恢，疏而不漏，這排藥還是留下最後的線索，以茲識別真正身分。

這就是……藥物的註冊編號。

藥物的註冊編號，是一個由「HK」這兩個英文字跟五個數目字所組成的一組編號，例如「HK-12345」。這就像身分證號碼一樣，每個人各自擁有一個屬於自己的身分證號碼，同理，每種藥同樣各自擁有一個與眾不同的註冊編號，而且，就算是同一種藥物，不同的劑型、不同的劑量，還是分別會批出不同的註冊編號。

所以，只要知道這組編號的話，便可以透過瀏覽衞生署的相關網頁輸入相關藥名，從而核實藥物的真正身分，除了可以知道藥物的牌子名、成分名外，同時還可以知道相關的聯絡人（不管是生產商、代理商，還是經銷商），方便藥房採購。

哦，一看之下，原來是 Loratadine 這種藥。

最後溫馨提示，如果想配藥的話，直接拿排裝藥固然是一個不錯的方法。大前提是這個藥名沒有被「啪」走、剪走，所以，或許有點礙眼，但是最好不要剪走「啪」出來的部分，保留整個排裝用來配藥便是了。

藥物情報

藥名	Loratadine
藥物分類	抗組織胺

Loratadine，在藥理上，是一種抗組織胺（Antihistamine），作用原理，顧名思義，在抗衡組織胺（Histamine），從而紓緩很多傷風、感冒、過敏的症狀，例如打噴嚏、鼻子痕癢、眼睛痕癢、流鼻水、流眼水。

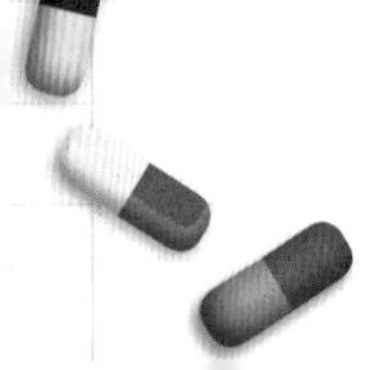

LOT:
EXP:

藥房為什麼會沒有這種藥？（一）

最近，一個伯伯，矮墩墩的身材，胖乎乎的臉孔，拿著一盒藥前來藥房，聲稱想配回這種藥。

藥罐子看過這盒藥後，依稀記得藥房好像沒有貯存這種藥吧……所以藥罐子不禁想這個伯伯會不會弄錯些什麼？

這樣子，藥罐子便如實相告：

「唔……這盒藥……如果是這個成分的話，有倒是有，但是就是沒有這個牌子……如果是其他牌子的話，行不行？」

聽罷，這個用藥者不以為然，還堅稱自己曾經在藥房裡買過這種藥，絕對沒有弄錯，而且聲浪愈來愈大，分貝愈來愈高，一直只是不斷重複跟藥罐子高聲嚷道：

「怎麼唎？幾天前才剛剛跟你們買過，不記得嗎？」

唔……說真的，不記得，真的不記得。

誠然，一間藥房裡面的貨品動輒千百種，形形色色、林林總總，例如日用品、化妝品、護膚品、中成藥、保健品。單是西藥，就算沒有幾百種，至少便已經多達百多種。

所以相較而言，如果一些貨品的交投量不大的話，例如滯銷貨，較少買進賣出，印象自然不深，在這個情況下，就算偶爾不記得這些滯銷貨，真的沒有什麼好奇怪。

但是，不論是否藥房，基於實際運作，一間商店總會按照貨品的種類，分門別類，將相關的同類產品，歸納分類放在一起，方便工作吧？

所以，只要掌握一種藥的基本資料，例如成分、功效、用途，不論是什麼藥，在茫茫藥海裡，還是可以按圖索驥，縮小範圍，搜尋一下相關的貨架，確認藥房到底有沒有這種貨品。

結果是沒有的。

但是，這個用藥者仍然十分堅持，再三強調自己曾經在藥房裡買過這種藥。看到他這對堅定的眼神、聽到他這種堅決的語氣後，連藥罐子自己都開始產生動搖，不禁懷疑自己到底是不是真的記錯？

好吧！姑且不排除「不記得」這個可能性吧！但是，人腦靠不住，那麼，電腦總是應該會靠得住吧？

對，論記憶，人腦就是遠遠比不上電腦，這是一個不爭的事實。不然的話，這部電腦用來做什麼？

幸好，有人發明了一種稱為「條碼（Barcode）」的東西，只要用一用掃描器掃一掃這個條碼，理論上，便能夠立刻查看藥房有沒有這件貨品。

結果還是沒有的。

咦……慢著……其實有沒有可能藥房只是剛剛存入這種藥，藥罐子不知道，同時藥房還沒有來得及將相關的資料輸入電腦，所以一時三刻，暫時認不出這件貨品呢？

對……的確不能排除這個可能……那麼，基於「疑點利益歸於被告」的大原則下，還是需要大膽假設，小心求證，以免釀成一宗冤案。

這時候，六月飛霜，怎麼辦？

遺憾的是，藥罐子問過其他同事，答案仍然是沒有。

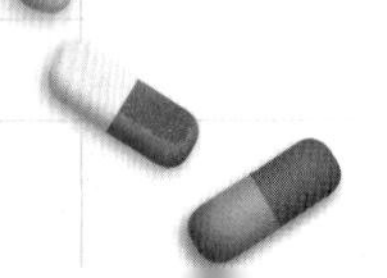

根據以上環境證據，藥罐子絕對有理由相信藥房應該沒有售賣這種藥。

不難想像，你一言，我一語，買方、賣方各執一詞，雙方自然陷入膠著狀態。

沒想到，這時候，藥房突然發生一件小插曲，竟然會成為一條破案線索，解開這個謎團……

一個同事站在藥罐子的左邊，拿出自己的智能手機，正在準備跟供應商進貨，說著說著，自然需要報上名來，說出藥房的商號名稱，表明身分，從而方便供應商送貨。

這個伯伯同時聽到這段對話。然後，他便突然冒出一句話來：

「嗄！這裡不是什麼什麼藥房嗎？」

哦，謎底終於解開了。真相原來是……

「先生，我想，你找錯地方了……」

唔……其他地方，藥罐子不知道，但是，綜觀香港的社區藥房，在格局上，其實大同小異：裡面大多是一個個長形的玻璃櫃枱，裡面擺放著成藥；同時，玻璃櫃枱的後面，大多是一個個高身的牆身櫃，裡面擺放著其他貨品，例如保健品；藥房的人，大多站在玻璃櫃枱的後面，靠著牆身櫃，夾在中間，目的在進可攻，退可守，左右逢源，方便配藥。

曾經聽過人家說，有人會進錯麻將館，原來還有人會進錯藥房……

不過這個情況，藥罐子暫時只是第一次遇到而已……

藥房為什麼
會沒有這種藥？（二）

LOT:
EXP:

某日，一個年約三十多歲的女士，一張瓜子臉，睫長眼大，皮膚白皙，身材苗條，在上午時分拿著一包從私家診所領過來的藥袋，前來問藥房有沒有這種藥。

藥罐子接過這個藥袋後，看一看藥物標籤上面的藥名，乍看之下，藥罐子倒是從來沒有見過這個藥名，說真的，實在沒有半點印象。至於這個「藥名」到底是成分名，還是牌子名，同樣無從判斷，所以這種藥的真正身分，暫時仍然是一個謎。

這個情況三不五時就會出現，絕對不是一件新鮮事。

不難理解，香港市面上至少有不下數萬種不同的註冊藥物，同時，說到藥名，不要忘記除了成分名外，還有牌子名，所以不論是否藥劑師，一個人總不可能記得住所有藥名吧？

除此之外，如果是一些罕見的藥物的話，不是等待淘汰的舊藥，便是有待推廣的新藥，不管是前者，還是後者，歸根究柢，只要使用率低、曝光率低，知名度便會低，自然便會落得一個寂寂無聞的境地。所以在這個情況下，就算偶爾不記得這些藥名，真的沒有什麼好稀奇。

姑且不論舊藥，現在藥物研發的技術日新月異，往往推陳出新，很多新藥不斷問世。同時，藥廠除了負責生產藥物外，同時還需要兼顧銷售的工作。說到銷售，自然離不開建立品牌、公關廣告、市場推廣這些宣傳工作。簡單說，有麝自然香，這點無錯，但是還要當風颺，不然的話，大多只會落得一個「十年寒窗無人問」的境地。

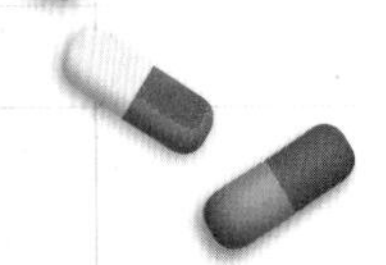

幸好，有人發明了一種稱為「電腦」的東西，在記憶上，人類始終難與電腦匹敵，同時隨著網絡普及化，資訊日漸流通，一個人、一部電腦解決不到的事情，還是可以透過搜尋引擎或社交網站尋找答案。

其實遇到這個情況，一般只要瀏覽衛生署的相關網頁，輸入相關藥名，便可以核實藥物的真正身分，如果是成分名的話，便可以知道相關的牌子；如果是牌子名的話，便可以知道相關的成分，同時還可以知道相關的聯絡人（不管是生產商、代理商，還是經銷商），方便藥房採購。

問題是……結果是「查無此藥」。

如果是這樣的話，大多離不開以下三個可能：

第一，看錯、寫錯，便會打錯，打錯藥名，自然便會找錯。

別以為藥罐子在開玩笑，有時候，如果藥名是用人手寫的話，除了手民之誤外，「oi」看作「a」，或者「u」看作「ii」，這種事情經常發生。因為藥名本身是錯的，當然沒有相關的資料。

第二，名字沒有寫錯，不過這不是藥名。

因為衛生署這個網頁只能搜尋擁有註冊編號的藥物，查詢相關的資料，這就是說，如果不是藥物的話，自然便不需要註冊編號。沒有註冊編號的話，自然便沒有相關的結果。對吧？

簡單說，這不是藥，不過亦有可能，這不是西藥。

此話何解？別忘記在香港，除了西藥，還有中藥。

因為中、西藥各自有不同的註冊制度，中藥有中藥的註冊編號，西藥有西藥的註冊編號，兩者自然不能混為一談，自然便會在搜尋西藥的網站上找不到相關資料了。除此以外，如果不是藥物而是保健品的話，亦同樣找不到相關紀錄的。

第三，這是一種藥，亦沒有寫錯藥名，但是並沒有在香港註冊。

沒有註冊，自然便沒有相關紀錄。香港的法律，當然只是適用於香港，所以這組藥物註冊編號，自然不適用於香港以外的「外國藥」。

這位女士藥袋上的藥名，是電腦列印出來的，摒除第一個可能；然後透過瀏覽器起底，初步證實這是一種西藥，摒除第二個可能，那麼，只剩下第三個可能。

各位看倌，看到這裡，不知道，有沒有這個疑問：

「咦，藥罐子，既然香港沒有註冊，那麼香港應該沒有這種藥才是，為什麼還會在香港流通呢？」

其實藥罐子剛才刻意沒有說一項重要的資料：這包藥，其實是從一個獸醫手上領回來的。

嗄？有關係嗎？

真的要說的話，答案是沒有。

因為只要是西藥的話，不管是治療人類，還是治療動物，便需要在香港註冊，不然的話，自然便不能在香港合法銷售。但是，凡事總會有例外。

如果這種藥是「由註冊醫生或註冊牙醫為治療某特定病人而管有或將會使用，或由註冊獸醫為治療某特定動物而管有或將會使用（《藥劑業及毒藥規例》第 138 章）」的話，便是其中一個例外。

簡單說，如果一個醫生、牙醫、獸醫為了治療一個指名的用藥者，不分人畜，需要一種指名的藥，但是這種藥沒有在香港註冊而需要進口的話，便可以特事特辦，在沒有註冊的情況下仍然可以合法使用這

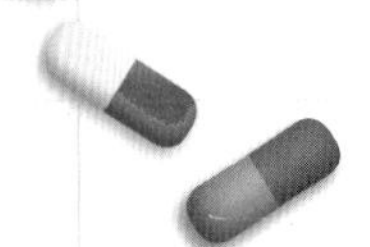

種藥，治療這個患者。

根據推理，這種藥很可能是這個獸醫從外地訂回來的「外國版」，所以這一次藥房真的幫不上忙，唯一的方法，便是「從哪裡來，便從哪裡去。」換言之，請返回這間獸醫診所，繼續領藥。

LOT:
EXP:

藥名，中文好？還是英文好？

一個晴朗的早上，微風輕拂，陽光暖暖覆蓋著大地。一對銀髮夫婦，一前一後，雙雙前來藥房，兩人看來雖然好像老態龍鍾，但是走路的時候，還是步履矯健，健步如飛，女的隨後跟藥罐子遞上一張寫著「雙氯芬酸鈉」的四方形黃色備忘紙，問藥房有沒有這種藥。

首先強調一下，其他地方、其他學科，藥罐子倒是不知道，但是在香港，不管是醫科、藥劑系，還是護理系，在教學上，裡面絕大部分的課程，授課語言主要是以英文為主的。

相較其他語言而言，英文是其中一種國際通用的世界語言，所以較方便與不同國籍人士溝通，自然較適合醫學界這種需要跨國、跨境合作的專業。

當然，各位看倌，看到這裡，可能會說：

「唉呀！藥罐子，這個世界有翻譯嘛。只要利用相關軟件、網站、程式，就算是其他語言，不就是同樣可以解決溝通上的問題嗎？」

對，在相當程度上，翻譯的確可以解決言語不通的問題。不然的話，要翻譯員做什麼？問題是，就算翻譯得多麼貼近原意，始終都有一定缺陷。

此話何解？

因為就算是翻譯，不同的地方還是可能會衍生出不同的譯名，單是「Gundam」這個詞語，港、台便已經有「高達」、「鋼彈」這兩個中文譯名。

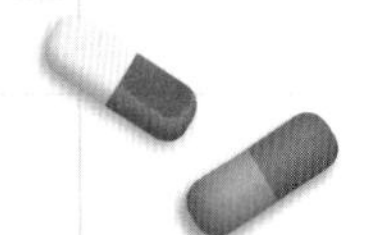

除此之外，「Pikachu」到底是「比卡超」？還是「皮卡丘」？難道不用分這麼細嗎？

還有，一個中文字如果多達十多個筆畫的話，寫起來難免會耗時費力，但是一個英文字，再怎麼長，平均只有十多個英文字母，所以相較中文而言，書寫英文一般較方便、快捷，對吧？

不然的話，藥罐子直接問好了：

同一份試卷，哪一科，寫字會較累？中文科？還是英文科？

同一篇作文，哪一科，字數會較多？中文科？還是英文科？

就算是醫療服務步向電子化的現代，鍵盤取代紙筆，打字取代寫字，不論是用什麼中文輸入法，打英文往往就是較中文來的快！

所以，對於一些經常需要書寫醫療紀錄（俗稱「牌板」）的醫護人員而言，裡面往往動輒數千字、數十頁，基於使用上的考量，在一般的情況下，英文自然是一個較理想的選項。

這就是說，在香港這個中西薈萃的地方裡，至少在醫學界，英文還是一種主要的溝通語言。

實際上，除非多看多聽、多寫多用，否則除了一些常用的藥名外，例如亞士匹靈（Aspirin）、青霉素（Penicillin），說真的，藥罐子真的未必能夠立刻看得懂這些中文藥名，一些藥房可能會存放一些相關的參考書，方便中英對照，當然上網一樣是一個不錯的方法。

但是還是這一句話：不同的地方，可能會出現不同的譯名，所以還是可能會出現偏差。

實際上，當藥罐子看到這個備忘紙的時候，心裡便已經知道，這應該是指「Diclofenac」這種非類固醇消炎止痛藥（Non-steroidal Anti-inflammatory Drugs, NSAIDs）。

各位看倌，看到這裡，可能會詫異：

「嘩！藥罐子，你剛剛不是說看不懂中文嗎？為什麼你會這麼快便知道呢？」

唔……藥罐子實在不想誤導各位親愛的看倌，這絕對不是因為藥罐子懂得翻譯，只是……因為這張備忘紙，除了「雙氯芬酸鈉」五個字外，還有其他字。這些字，便是破案的重要關鍵。

那麼，到底是什麼字？

準確一點說，這張備忘紙，其實是寫著「雙氯芬酸鈉 1% 藥膏」的。

當然單是這些字，還是不夠線索，推斷這種藥的身分，還需要錄取當事人的口供：

「唔……你們為什麼要買這種藥膏呢？」

女的回答道：

「哦……沒什麼……肌肉最近有點痠痛，便買來塗一塗吧！」

哦……原來是一種止痛藥膏，這樣事情便容易辦多了。

姑且不說其他藥，單是止痛藥膏，除了冬青膏外，基本上離不開 Diclofenac、Ibuprofen、Ketoprofen、Piroxicam 四種。

根據這些線索，我們可以推測以下三點：

第一，在劑量上，如果是藥膏的話，Diclofenac、Ibuprofen、Ketoprofen、Piroxicam 這四種藥，常用的劑量，分別是 1 至 2.5%、5 至 10%、2.5%、0.5 至 1%。所以，如果是 1% 的話，便可能是 Diclofenac、Piroxicam 這兩種藥。

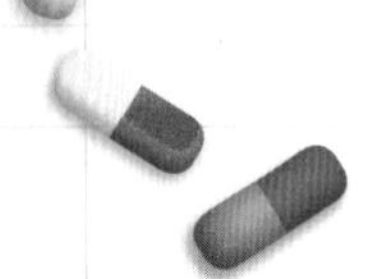

第二，「雙氯芬酸鈉」的「鈉 (Sodium)」，便應該代表一種鈉鹽，如果是鈉鹽的話，便應該是 Diclofenac。在調配上，因為大部分的 Diclofenac 大多會跟鈉結合成為一種化學鹽，作為 Diclofenac 的載體。

第三，在字首上，「Di-」是指「二」的意思，跟「雙氯芬酸」這個名字吻合。

根據這些推理，藥罐子絕對有理由相信，這應該是指 Diclofenac。

當然，基於「疑點利益歸於被告」的大原則下，還是需要上網查證一下方能作準。

不過，藥罐子再次強調，這一次自己只是僥倖猜中而已，純粹因為這類藥沒有太多選擇，所以較容易推理。如果是其他藥物的話，便很難說了。

實際上，大家拿中文藥名配藥並不是不行，只是可能需要一點時間，沒有拿英文藥名那麼方便而已。所以，最理想的做法還是拿英文藥名配藥。

但是，各位看倌，看到這裡，可能會問：

「唉呀！藥罐子，你是讀藥的，看慣英文，當然說的輕鬆。人家就是看不慣這些英文生字（俗稱「雞腸」），才會寫中文嘛！再說，萬一抄英文的時候，抄漏了、抄錯了，怎麼辦？」

對！這時候，怎麼辦？

誠然，的確有這個可能。其實，如果不肯定自己有沒有抄錯的話，藥罐子便建議，倒不如不要抄：如果是實物的話，便乾脆拿著這盒藥的包裝盒、說明書……什麼都可以，總之，只要有這個藥的名字，便是了。如果沒有實物的話，看到這個字的時候，便乾脆用手機拍下來，這樣不是更方便嗎？

藥物情報

藥名	Diclofenac
藥物分類	非類固醇消炎止痛藥

Diclofenac，作為一種非類固醇消炎止痛藥，作用原理，主要在透過抑制體內分布在發炎組織的環氧化酶 -2（Cyclo-oxygenase-2, COX-2）的活性，減少花生四烯酸（Arachidonic Acid）的代謝，從而抑制前列腺素（Prostaglandin, PG）的產生，減低因為前列腺素而誘發的炎性反應，從而收縮血管，降低血管的通透性，紓緩炎症，減輕疼痛，從而達到消炎止痛的效果。

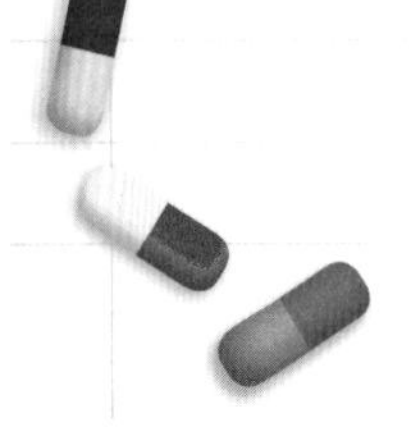

藥名，專利藥好？還是非專利藥好？

LOT:
EXP:

最近，一個年約二十多歲的女生，婷婷玉立，體態輕盈，烏髮如漆，肌膚如玉，只是眉目隱若帶著一點倦意，穿著一件白色短袖T恤、一條藍色牛仔褲、一對白色運動鞋，一身便服，在中午的時候前來藥房，說話的時候倒是快人快語，甫進藥房後不久，便單刀直入，說出了「Chlorpheniramine」這種藥的專利藥藥名，直接問藥房這種藥多少錢。

首先，單從這句話，這個女生一開始便應該知道藥房一定會有這種藥，不然的話，在正常的情況下，總會首先問藥房有沒有這種藥，作為開場白，對吧？

一般而言，根據推理，背後的原因，主要有以下兩個可能：

第一，她是熟客，曾經在藥房裡買過這種藥，所以她自然知道這間藥房一定會有這種藥。

第二，她知道任何藥房一定會有這種藥，所以她對這種藥有一定的認識，至少知道這是一種常用藥物。

唔……的確，香港市面上至少有不下數萬種形形色色、林林總總的註冊藥物，一間藥房根本不可能貯存所有藥物，但是一間藥房都一定會多少準備一些常用藥物「看門口」，例如傷風感冒藥，目的在盡量滿足用藥者的需要，服務每一個用藥者。

這就是說，絕大部分的藥房大多會貯存「Chlorpheniramine」這種藥，從而能夠提供完善的配藥服務，所以基本上藥房會有存貨，這點無錯。

不過這不是本文的重點，所以暫時跳過一下。

話說回來，如果是這種已經過了專利期的常用藥物的話，藥罐子大多會問清楚用藥者，這到底是指專利藥？還是非專利藥？

所謂「非專利藥」，簡單說，是指一種藥過了專利期後，其他藥廠便可以製造含有相同成分的藥物。不難理解，當一種藥不再是「獨家代理」的時候，一家藥百家做，百家自有各自的製法，所以大小可以不同，形狀可以不同，顏色可以不同。這就是說，同一種藥，便可以分為專利藥、非專利藥兩種，而且同一時間，因為很多藥廠可以製造很多非專利藥，所以專利藥可能只有一種，但是非專利藥往往便可能多於一種，形成一種百花齊放的現象，任君選擇。

各位看倌，看到這裡，可能會感到有點奇怪：

「唉呀！藥罐子，人家不是說了專利藥的名字嗎？為什麼還要多此一問呢？」

實際上，根據經驗，很多人大多只會記得專利藥的牌子名，而不是成分名。其實藥廠在推出自己的專利藥的時候，在營銷策略上，大多會取一個較順口的名字，作為商標名（Brand Name），用來取代學名（Generic Name），除了較容易發音外，有時候，還可能會配合一個較容易牢記的中文諧音，一中一英，目的在方便人們琅琅上口，從而能夠強調自己的商標，宣傳自己的品牌。

看！單是 Chlorpheniramine（klor-fen-IR-ah-meen）這個字，合共五個音節，是不是很繞口呢？

如果藥罐子告訴你「這種藥的專利藥藥名只有三個音節」的話，那麼你會唸哪一個？

久而久之，經過多年的潛移默化後，唸得多，用得多，人們往往只會知道商標名，未必會知道學名。好吧！就算人們真的知道學名，但是基於羊群心理，最後大多還是只會繼續使用商標名稱呼這種藥。

實際上，這個女生從來沒有想過買專利藥，於是便用一腔流利的粵語、英語，中英夾雜說：

「哦，這種藥這麼 Common，其實 Generic 便可以了……」

同時，當她說的出「Generic」這個術語的時候，加上早前能夠準確唸出「Chlorpheniramine」的讀音，藥罐子便知道……

這個女生就算不是行家，至少大多是醫護同業。

一問之下，果不其然，她原來是公立醫院的護士，剛剛輪過夜更，便順道過來買一買藥。

但是看到這裡，各位看倌，不知道有沒有發現一個疑點呢？

噯！既然是公立醫院的話，便一定會有藥房，她只要看一看職員診所，領一領藥，不就行了嗎？為什麼還要前來社區藥房買藥？

所以，藥罐子知道她的身分後，便好奇問一問：

「咦……姑娘，HA（醫院管理局）不是有 Staff Clinic（職員診所）嗎？還需要出來配藥？」

聽罷，她便笑一笑，揮一揮手，答道：

「哦……不是自用的，我是幫男朋友買的。」

藥物情報

藥名	Chlorpheniramine
藥物分類	抗組織胺

Chlorpheniramine，在藥理上，是一種抗組織胺（Antihistamine），作用原理，顧名思義，在抗衡組織胺（Histamine），從而紓緩很多傷風、感冒、過敏的症狀，例如打噴嚏、鼻子痕癢、眼睛痕癢、流鼻水、流眼水，同時，因為這種藥的親脂性較大，血腦障壁（Blood-brain Barrier）的穿透性較高，所以較容易能進入大腦，影響中樞神經系統，便可能會產生一種濃烈的睡意，給人一種昏昏欲睡的感覺，從而可能會產生嗜睡的副作用。

同藥不同名？

LOT:
EXP:

有一天，一個年約三、四十歲的中年女士，尖尖的臉蛋，黑黑的短髮，雙眉修長，眼角帶著幾條淺淺的魚尾紋，前來藥房配藥。

這個女士，甫進藥房後，便拿出一個白色膠袋出來，就是大家平常在私家診所求醫後，在領藥的時候用來盛載藥物的膠袋，俗稱「醫生膠袋」。然後她再從這個膠袋裡面抽出四包藥出來，逐一放在其中一個裡面擺放西藥的玻璃櫃枱上，問藥房有沒有這些藥。有的話，各配十粒。

話說回來，不知道各位看倌有沒有發現，有時候，如果是散裝藥的話，藥房總是希望人們盡量調配一定的數量，一般而言，至少十粒，簡單說，就是「設有最低消費」。

為什麼？

背後的原因，主要有以下兩個：

第一，在包裝上，如果是排裝藥的話，主要是一排十粒，所以至少十粒，便可以將這些排裝藥一排排的配出去，不用剪來剪去，避免出現「散數」。

當然，剪一排藥其實很簡單，只需要一把剪刀，一下、兩下，便是了，有何難哉？所以，歸根究柢，剪藥沒有行不行，只有做不做，不是不行，只是不做。問題是，如果剪藥的話，這些餘下來的「散數」，外觀便會殘缺不全，賣相自然會較差，銷情自然便會較差，最後更可能成為一粒粒「賣剩蔗」、「籮底橙」賣不出去，便可能會進一步成為滯銷貨、過期貨。如何是好？

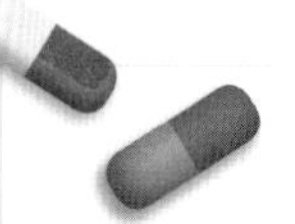

姑且不論有沒有人肯幹殺頭生意，但是可以肯定的是，沒有人肯做賠本生意，所以這些「散數」，當然可免則免。

第二，在價格上，如果是散裝藥的話，藥房主要是採用「人頭式」的收費模式，一粒藥算一分錢，簡單說，多少粒藥便收多少錢。問題是，如果是一些已經過了專利期的常用藥物的話，例如撲熱息痛(Paracetamol / Acetaminophen)這種退燒止痛藥，需求大、市場大，商機便會大，同時競爭便會大，除了可能會提高貨品的質素外，同時還可能會降低貨品的價格，往往只是以「毫」為收費單位，一毫半角便能夠購買這些散裝藥，所以至少十粒，還可以避免收取角、分、厘、毫、仙這些零錢，不設這些找續，方便藥房結帳。

久而久之，這便成為一種習慣。

當然，至少十粒，並不一定適用於所有情況，凡事總有例外。

實際上，最低消費是多是少，主要的因素，離不開以下兩個：

一、一排藥到底有多少粒藥

舉例說，如果是一排七粒的話，那麼，最理想的配法，當然是七的倍數，以七粒為一個單位，便不會產生餘數，從而不會衍生「散數」所帶來的後遺症，一面砌牆兩面光。

二、一粒藥到底賣多少錢

舉例說，如果是一元一粒藥的話，便不會出現「零錢」所帶來的找續問題，所以，理論上，喜歡配多少便多少，悉隨尊便，問題不大。

好吧！扯遠了！現在，鏡頭一轉，藥罐子看一看這些藥，這四種藥全部都是一些腸胃藥，用來紓緩腸胃炎的症狀，主要是肚痛、腹瀉。同時，這些成分，藥房有存貨，所以如果不理會牌子的話，真的要配的話，問題不大。

唯一的問題是，真的要配的話，其實只需要配其中三種藥，便是了。

為什麼？

唔……因為其中兩包藥的藥物標籤上面，分別寫上 Hyoscine Butylbromide、Scopolamine Butylbromide 這兩個藥名。

嗄？這到底有什麼關係呢？

這兩種藥雖然是成分名，不是牌子名，但是兩者其實是同一種東西。簡單說，同一種成分，同時可以擁有兩種不同的學名（Generic Name）。所以，這只是稱謂上的不同而已。

不過就算是同一個字，還是可能會出現不同的寫法，不是嗎？

舉例說，同一個中文字，「艷」是「豔」的異體字；同一個英文字，「Colour」是英式英語，「Color」是美式英語，對吧？

同理，在用藥上，這個情況偶爾同樣會發生。

舉例說，就算是撲熱息痛這種常用的退燒止痛藥，還是可以翻譯成為 Acetaminophen、Paracetamol 這兩種截然不同的英文生字，前者是美式英語，後者是英式英語。

各位看倌，看到這裡，可能會擔心：

「唉呀！藥罐子，如果不熟悉這些藥名的話，便不能百分百肯定裡面有沒有相同的藥，這樣的話，同時服用這些藥，便可能會出現重複用藥的風險，構成危險，不是嗎？」

對，在相當程度上，的確不能排除這個可性，但是凡事有法有破。

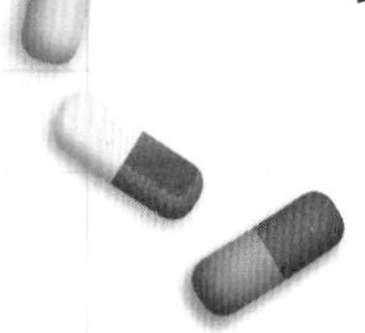

其實，最簡單的方法，就是「從一而終」。這就是說，不管是從醫院、診所，還是從其他藥房領回來的藥，總之，一份藥歸一份藥，不要東挑一種，西挑一種，自行堆砌一組藥出來，目的在減少出現這種交叉服藥的機會，從而減少出現重複用藥的風險。

請注意，真正的重點，是「自行」。這就是說，交叉服藥不是不行，但是大前提是首先必須諮詢一下醫護人員的專業意見，檢視一下手上的藥物，看一看裡面有沒有重複、重疊，從而大大減低相關的風險。

話說回來，其實，說到這裡，藥罐子刻意沒有說一項重要的資料：這四包藥分別是從一間公立醫院、兩間私家診所領過來的，不知怎的，東湊一點、西湊一點，最後堆砌這四種藥出來。

對，所以這個女士便是一個活生生的例子，值得大家引以為戒。

世上沒有多少人真的能夠這麼幸運適時得到藥房的提醒，不是嗎？

用藥者，豈能不慎？

藥物情報

藥名	Hyoscine Butylbromide / Scopolamine Butylbromide
藥物分類	抗毒蕈鹼解痙劑

不管是稱為 Hyoscine Butylbromide，還是稱為 Scopolamine Butylbromide，這個成分，在藥理上，是一種抗毒蕈鹼解痙劑（Antimuscarinic Antispasmodic），在化學上，還是一種季銨化合物（Quaternary Ammonium Compound），帶正電荷，能夠增加藥物的親水性，減少藥物的親脂性，所以便會大大減少藥物在腸胃的吸收，從而能夠直接在腸道內，發揮藥效，透過放鬆腸道的平滑肌（Smooth Muscle），紓緩肚痛（Abdominal Pain）、腸抽搐（Intestinal Spasm）的症狀。

LOT:
EXP:

同名不同樣？

最近，一個年約四十歲的中國籍女子，瘦瘦長長的臉孔，烏烏黑黑的曲髮，中等身材，操一口流利的粵語，案發當天，身穿一件深綠色短袖 T 恤、一條白色棉質長褲、一對黑色運動鞋，前來藥房打算買藥。

這名女子，甫進藥房後，便隔著其中一個裡面擺放西藥的玻璃櫃枱，拿出一部智能手機出來，滑一滑，滑出一段對話記錄，然後按出一個圖片訊息，將圖片正面對著藥罐子，問藥房有沒有這種藥。

藥罐子看一看這張圖片，這是一盒藥，上面寫著「Febuxostat」，哦，原來是 Febuxostat 這種藥。

這一刻，不論藥房有沒有存貨，連查都不用查，藥罐子便立刻可以肯定答道：

「沒有。」

各位看倌，看到這裡，可能會詫異：

「嘩！藥罐子，為什麼你會這麼快？而且還會這麼肯定呢？」

唔……因為 Febuxostat 至今還是一種專利藥。

各位看倌，可能會追問：

「唉呀！藥罐子，專利藥便是專利藥，兩者到底有什麼關係呢？」

乍看之下，這是一件看來好像風馬牛不相及的事情，不過真正的重點在既然是專利藥，即尚未過專利期，那麼其他藥廠自然不敢輕舉妄動，紛紛製造這種藥吧？所以這種藥只有一個來源，只有一間藥廠，簡單說，就是「只此一家，別無分店。」

既然是「只此一家」，那麼這種藥當然便是「只此一款」吧？所以藥罐子絕對有理由相信，在香港，這種專利藥應該只有一種設計、一個名字而已。

藥罐子倒是曾經看過這種藥，但是再怎麼看，就是跟這張圖片截然不同，看起來，兩者根本完全不吻合。

這就是說，在正常的情況下，香港應該沒有這款藥。

不過既然有「正常」的情況，那麼自然便會有「不正常」的情況吧！

一些看倌，看到這裡，可能會衝口而出：

「哦！這個會不會是冒牌貨？」

噯！雖然不排除這個可能，但是基於「疑點利益歸於被告」的大原則下，無憑無據，實在不宜妄下判斷。

除此之外，其實還有一個可能。

實際上，基於商業上的考量，一些藥廠，在推出自己的專利藥的時候，在營銷策略上，為了成功打進當地市場，往往可能會入鄉隨俗，在不同的地區，用不同的設計，甚至取不同的商標名（Brand Name），目的在配合市場推廣，加強產品宣傳，從而加強產品競爭力，增加市場佔有率。

所以同一種藥，中國可能會有中國版，英國可能會有英國版，韓國可能會有韓國版，本是常態，實在沒有什麼好奇怪。

舉例說，Febuxostat 便是一個活生生的例子。

其實這種藥已經在歐洲、美國、拉丁美洲、日本這些不同的地區，分別採用不同的商標名，實行「一地一名」的策略，但是不要問藥罐子為什麼美國是這個名字、日本是那個名字，說真的，藥罐子真的不知道。

同時，所謂「各處鄉村各處例」，各地自有各地的藥物註冊制度。香港的法律固然適用於香港，但是並不是國際通行的，未必適用於其他國家。所以就算不帶任何商業色彩，有時候，為了迎合當地的法例要求，同一種專利藥，在不同的國家，同樣可能會出現不同的包裝、不同的商標名，不足為奇。

話說回來，除了「Febuxostat」這個英文字外，這張圖片其實還有其他中文字，而且還是簡體字。

所以，真的要猜的話，根據合理的推測，最大的可能應該就是……

「這個……我想，應該是在內地買的嗎？」

然後，這名女子便答道：

「對啊！人家在內地跟我發訊息，拜託我帶這種藥回去。」

聽罷，藥罐子便直接告訴她：

「那麼，妳可能要轉告這個人，在香港，這種藥不是這個樣子的，還是直接返回內地買吧！」

藥物情報

藥名	Febuxostat
藥物分類	黃嘌呤氧化酶抑制劑

Febuxostat，是一種痛風藥，主要的用途，不在治療痛風，而在預防痛風，在藥理上，是一種黃嘌呤氧化酶抑制劑（Xanthine Oxidase Inhibitor），作用原理，顧名思義，在抑制體內的黃嘌呤氧化酶，抑制次黃嘌呤（Hypoxanthine）轉化成為黃嘌呤（Xanthine），進而轉化成為尿酸（Uric Acid），從而減少尿酸的產生，預防痛風。

LOT:
EXP:

用藥，除了看成分外，還會看什麼？（一）

最近，一個年約四十歲的中國籍女子，不高不矮，不胖不瘦，操一口流利的粵語，案發當天，身穿一套褪色的便服，腳蹬一雙紫色的運動鞋，在中午大約十二時的時候，前來藥房打算買一種藥油。

這名女子，說話倒是十分爽快，甫進藥房後不久，便隔著其中一個裡面擺放西藥的玻璃櫃枱，直接問藥房有沒有一種牌子的破痛油。

唔……說到破痛油，藥房倒是有一、兩種，但是偏偏就是沒有這個牌子的破痛油。

所以，對不起，沒有。

說罷，這名女子可能是為了確認雙方沒有溝通上的誤會，隨後便用智能手機滑出一張圖片來，對著藥罐子，再問一遍，藥房到底有沒有這種破痛油。

藥罐子看一看這張圖片，唔……請恕藥罐子孤陋寡聞、才疏學淺，真的連見都沒有見過……所以，藥罐子百分百肯定藥房沒有這種牌子的破痛油。

沒想到，這名女子皺一皺眉，開始唉聲歎氣，不斷抱怨：

「唉……我已經問過很多藥房，結果都是一樣……」

後來藥罐子才知道，這款破痛油，她原來不是自用的，而是幫別人買的。

關於整件事情的來龍去脈，主要是這樣的：

據說，這個委託人曾經在這裡附近的其中一間藥房買過這支破痛油，塗抹後覺得效果不錯。剛巧這位受托人最近需要在這裡辦點事情，這個委託人便跟她發了這張圖片，有圖有真相，拜託她順道帶兩支藥油回來，放在家裡看一看門口，以備不時之需。

於是，這名女子便開始東奔西跑，展開這場尋寶之旅，進行地氈式搜索，搜查附近一帶的藥房，逐一「敲門」，尋找這種破痛油的下落，但是至今還是一無所獲。

其實這個情況並不罕見。

市面上，這些藥油本來便已經五花八門，就算是同一種藥油，例如紅花油、黑鬼油，往往便可能已經出現幾十種不同的牌子，不同的樣子、不同的包裝，形形色色、林林總總，一間藥房根本不可能貯存所有牌子的藥油，所以單是拿牌子買藥油，往往可能會吃閉門羹。

所以，最理想的做法，便是請委託人清楚指出這間藥房的實際位置，這樣的話，不但能夠縮窄範圍，鎖定目標，從而大大增加成功捕獲這種藥油的命中率。

當然，要是委託人真的記得這項重要資料的話，一早便已經解決問題了，還會讓人家遍尋不獲嗎？

這時候，藥罐子便安慰她，說：

「唔……這個，妳可以跟對方發一個短訊，問一問對方，買其他牌子的破痛油，行不行？」

一般而言，遇到這個情況，只有兩條路：

第一，空手而回，不買這種東西。

第二，退而求其次，轉買同類產品，取代這種東西，覆一覆命，交一交差。

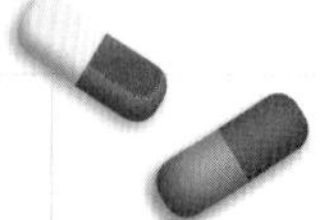

聽罷，這名女子便搖一搖頭，繼續唉聲歎氣，連聲抱怨：

「唉……我都不想走來走去，但是人家指定要這個牌子，又有什麼辦法……」

接著還語重心長的補上一句話：

「唉……有時候，幫人家買東西，就是這樣麻煩……」

誠然，代購就是這回事：

買得到，固然天下太平；買不到，人家當然會大失所望，自己難免會過意不去；至於稍一不慎，如果買錯的話，自己收不收錢、人家付不付錢，同樣是一個兩難的問題。

幸好，現在科技發達，隨著智能手機的興起，運用一些即時通訊軟件便可以透過網絡即時溝通，還可以「有圖有真相」，這就是說，就算委託人足不出戶，還是能夠隔著一部智能手機，親自精挑細選，從而大大減少買錯的機會。

所以跑腿現在真的只是跑腿而已。

LOT:
EXP:

用藥，除了看成分外，還會看什麼？（二）

一個晴天的中午，晴空萬里，白雲飄飄，藥房迎來了一個年約二、三十歲的白領人士，他蓄著一頭短髮，架著一副黑色粗框眼鏡，白襯衫的領口微微敞開，露出一對健碩的胸肌，袖口向上捲著直到手肘，露出一雙粗壯的手臂，右手滑著一部智能手機，低著頭，板著臉，皺著眉，雙眼盯著這部智能手機，瞄一瞄，哦，原來是看股票，看樣子，應該是趁著午膳時間，抽點時間出來買藥吧？

這個上班族，頭有點痛，不知道跟股市有沒有關係，便前來藥房，希望藥房能夠介紹一盒頭痛藥，服一服藥，止一止痛，減輕一下痛楚，紓緩一下症狀。

唔……綜觀市面上的止痛藥，其中一種較常用的成分，主要是撲熱息痛（Paracetamol / Acetaminophen）。

當一種藥過了專利期後，其他藥廠便可以製造含有相同成分的藥物，稱為非專利藥。簡單說，同一種成分，便可能會衍生各種不同的牌子。撲熱息痛，當然沒有例外。所以，單是撲熱息痛，市面上便可能會出現高達幾十種同類產品，任君選擇。

同時，止痛藥是一種較常用的藥物，所以在絕大部分的情況下，一間藥房除了會存入這種藥外，同時還可能會存入很多不同的牌子，有時候，往往高達十多種，方便用藥者精挑細選，從而能夠挑選較適合自己的產品。

那麼，一般而言，人們到底是根據什麼準則，挑選適合自己的產品呢？

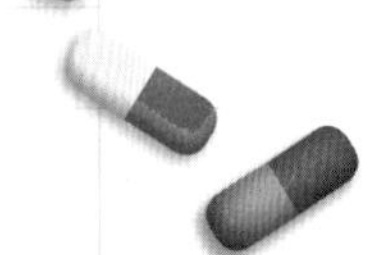

其他東西，藥罐子不知道，但是如果是藥品、保健品這些東西的話，藥罐子倒是可以分享一下，一般而言，主要的因素，有以下三個：

一、價錢

這個自不待言，不論是什麼，貨比三家，自古皆然。

在商業上，當一種藥不再是「獨家代理」的時候，其他同類產品便會應運而生，在相當程度上，便會帶來同業的競爭。競爭的結果，除了可能會提高貨品的質素外，同時還可能會降低貨品的價格，目的在加強產品競爭力，增加市場佔有率。

所以，同一種藥，牌子不同，價格自然便會不同，當然，真正的重點，不是「價低者得」，簡單說，價錢只是其中一個因素，不是唯一一個。

二、產地

對，根據經驗，很多人在藥房買藥的時候，第一個問題，往往不是問多少錢，而是……

「這是在哪裡做的？」

至於，說到產地，各人有各人的喜好，真的很難一概而論，有人喜歡米字旗，有人喜歡紅白藍（不准跟藥罐子接「膠袋」），有人是花旗國的粉絲，有人是楓葉國的粉絲，不一而足。

當然，真正的重點，不是到底應該選擇哪一國的藥。其實，不論是什麼國家，根據《香港法例》第 138 章〈藥劑業及毒藥條例〉，所有國家的藥劑製品（Pharmaceutical Product），必須跟香港藥劑業及毒藥管理局（Pharmacy and Poisons Board of Hong Kong）註冊，才能在香港合法銷售。

藥物需要註冊，主要的目的，除了跟政府表示「我來了」外，還在確保藥物能夠符合安全（Safety）、療效（Efficacy）、質量（Quality）的相關要求，達到一定的標準，從而保障用藥者的權益。

所以，理論上，只要有這個註冊編號的話，質素自然便會有一定的保證，一般而言，問題不大。

當然，根據一般人的認知，中藥固然是中國的國粹，這點無錯。但是說到西藥，沒有多少人會否認，這是一種「夷之長技（魏源《海國圖志》）」，同時，在一般人眼裡，說到科研製藥，相較發展中國家而言，西方這些已發展國家，技術一般會較成熟，所以很多人總是會抱持一種「崇洋」的心態來挑選西藥，這是意料中事，沒有什麼好奇怪。

三、包裝

所謂「佛靠金裝，人靠衣裝。（沈自晉《望湖亭記》）」對，有時候，內涵固然重要，但是包裝同樣重要。

此話何解？

舉例說，有時候，相較散裝藥而言，一些人傾向較喜歡排裝藥。

為什麼？

唔……藥罐子想，相較散裝藥而言，排裝藥擁有至少以下兩種優點：

第一，在設計上，排裝藥採用鋁箔紙包裝，製成排裝，製造一個密不透風的空間，形成一個近似真空包裝的環境，作為一種保護層，防水、隔氣，能夠阻隔空氣中的氧氣、水分，避免藥物出現氧化、水解的現象，從而降低藥性，削弱療效，達到保護藥物的目的，延長藥物的保質期。

所以，在貯存藥物上，排裝藥是一個較理想的環境。

第二，在攜帶上，如果外出的話，排裝藥一般會較方便，而且背面的鋁箔紙大多會附上藥物的名稱、劑量，較容易辨認，所以較適用於作為一種平安藥。

最後，話說回來，這個白領人士，不知道是不是需要趕回公司，繼續盯緊股市，顯得有點趕時間，所以倒是十分爽快，既沒有看價錢，又沒有問產地，亦沒有講包裝，藥罐子只是從貨架上隨手拿了一盒頭痛藥出來，這個白領人士，連想都沒有想，便買了這盒頭痛藥，然後匆匆離開藥房了。

藥物情報

藥名	撲熱息痛
藥物分類	退燒止痛藥

撲熱息痛，顧名思義，除了「撲熱（退熱）」，還能「息痛（止痛）」。實際的作用原理，暫時還不太清楚，總的來說，退熱、止痛的效果不錯，所以可以作為一種止痛藥，頭痛醫頭，腳痛醫腳。

散裝藥 vs 盒裝藥？

今次的事件，主要是這樣的：

一個年約三十多歲的男士，深邃的眼睛，高挺的鼻樑，身穿一件深灰色的馬球衫、一條深藍色的牛仔褲，腳蹬一對白色的運動鞋，肩揹一個黑色的背囊，據說最近感染傷風，開始逐漸浮現一些症狀，剛剛途經藥房，便打算前來配一配藥。

首先，一般普通的傷風，主要是病毒感染，例如鼻病毒（Rhinovirus），而且只是一些自限性病症（Self-limiting Disease），一個正常人，在正常的情況下，大約在一星期內便會自行痊癒，簡單說，假以時日，還是會「不藥而癒」的，所以一般只需要針對相關的症狀配藥，紓緩相關的症狀，從而讓身體自行復原。

這時候，配藥之道，重點是有怎樣的症狀，便調配怎樣的藥物，簡單說，就是「對症下藥」！

所以，在大部分的情況下，藥房大多會主動詢問一下用藥者的實際情況，透過一系列的問題，問清楚這個用藥者，到底有什麼症狀，例如……

「有沒有頭痛？發熱？喉嚨痛？鼻水？鼻塞？咳？痰？……」

然後藥房便會根據這些資料，度身訂造，調配相關的藥物，例如止痛藥、退燒藥、收鼻水藥、通鼻塞藥、止咳藥、化痰藥，便是了。

不過，有時候，面對同業的競爭，一些藥廠為了方便用藥者（當然，最終的目的，還是提高競爭力，增加市場佔有率），便可能會調配一些全方位傷風感冒藥，俗稱「N 合一」配方，裡面的成分包羅萬有，涵蓋一些常用的藥物，紓緩一些常見的症狀，這樣連問都不用問，連想都不用想，一粒藥便可以一網打盡解決所有問題。

實際上，這個男士連中三元，主要的症狀，分別是頭痛、鼻水、鼻塞，絕對有資格使用其中一種「N 合一」配方，同時針對多個問題，紓緩多個症狀。

於是，藥罐子便從貨架上拿了一盒藥出來遞給他，建議他服這盒藥，結果……

這個男士的神色好像有點驚訝，說：

「咦？為什麼不是配藥？」

藥罐子解釋原因後，他便繼續說：

「唉呀！人家到藥房，當然是想配藥喇！要是買這些藥（他指的是成藥）便行的話，自己買便好了，還需要到藥房配藥嗎？」

說真的，這句話，說對不對，說錯不錯。畢竟這盒藥未必真的需要在藥房裡售賣，在其他地方，例如藥行，一樣可以買得到，但是藥房跟藥行、藥坊、藥妝、藥業這些藥店最大的不同，在藥房多了一個人，在用藥上，這個人可以作為嚮導，幫助用藥者挑選適合的藥物，簡單說，就是「有人讓你問」。

對，就算沒有這個人，你還是可以買得到這盒藥，但是如果沒有這個人的話，你會知道自己可以買這盒藥嗎？

當然，人不是千人一面：有人喜歡盒裝藥，有人喜歡散裝藥，完全取決於個人喜好，沒有所謂對與錯、好與壞。

這一點，藥罐子倒是沒所謂。畢竟最後服藥的人還是他，不管是盒裝藥，還是散裝藥，只要能夠治病的，便是好藥。何況，在心理上，如果這樣做真的覺得有效的話，在治療上，未嘗不是一件好事，對吧？

最後這個男士仍然堅持配藥。藥罐子便尊重他的個人意願，執了三包藥出來。

藥罐子只是想：

藥物教育，不就是這樣的一回事嗎？

看來，這條路還很漫長……

百搭藥 vs 單拖藥？

LOT:
EXP:

有一天，在下午大約三時的時候，一個年約二、三十歲的年輕男生，穿著一件黑色背心、一條黑色運動長褲、一對黑色球鞋，右手拿著一對黑色的防滑手套，上身純黑的背心微微有點濕，汗水透過這件薄薄的背心滲出來，將這些本來已經相當結實的肌肉，顯得更加玲瓏剔透。單看這個身形、衣著，應該是送貨員吧？

這個男生前來藥房，目的只有一個，便是希望買一盒止痛藥。

據說他的牙開始隱隱作痛，弄的有點不舒服，便打算買一盒止痛藥，待會兒買個麵包，送一送藥，暫時止一止痛，待到晚點有空的時候，便去看一看牙醫，尋求進一步的解決方案。

首先，並不是所有的止痛藥，都一定需要建議餐後服用的。實際上，在芸芸眾多止痛藥裡，主要是一些非類固醇消炎止痛藥（Non-steroidal Anti-inflammatory Drugs, NSAIDs），因為可能會影響胃壁的黏液分泌，削弱胃壁的自我保護機制，破壞胃壁黏膜，從而增加出現胃潰瘍、胃出血的風險，俗稱「削胃」，所以這類藥物才一般建議餐後服用，目的在減少藥物對胃部所構成的刺激、傷害。

實際上，如果只是一些輕微痛症的話，相較非類固醇消炎止痛藥而言，撲熱息痛（Paracetamol / Acetaminophen），在正常劑量下，還是一種安全、有效的止痛藥，所以一般會視為紓緩痛症的首選。

所以如果是撲熱息痛的話，這個麵包便可以省下來。

實際上，藥罐子便是拿了一盒含有撲熱息痛的藥品出來。然後這個男生，看了一看，想了一想，便問：

「你們會不會有一些專用針對牙痛的藥？」

唔……

誠然，在治療痛症上，不同的藥物各有所長，各有所短，從而可能會有不同的適應症，這點無錯。舉例說，一些止痛藥，可能較適用於痛風；一些止痛藥，可能較適用於偏頭痛。不過，在一般痛症上，不管是頭痛、牙痛、背痛，還是腰痛，痛還是痛，撲熱息痛同樣適用於這些痛症，所以真的沒有什麼太大的分別。

其實，各位看倌，可能會發現，就算是同一種成分、同一種劑量，一些藥品可能只會標示自己是一種頭痛藥、牙痛藥、經痛藥，專門紓緩頭痛、牙痛、經痛的痛症。

不知道各位看倌有沒有想過：

「明明是同一種成分、同一樣東西，為什麼還要刻意這樣分門別類呢？」

唔……藥罐子想，其實，這可以說是一種商業策略，目的在迎合一些用藥者的心態。對吧？

這個男生便是一個活生生的例子。一般而言，在不清楚藥用成分的大前提下，相較其他止痛藥而言，一種止痛藥，如果標榜自己只是一種牙痛藥的話，感覺上，針對性便會較大，心理上，效果自然便會較佳，所以當然會視為治療牙痛的首選。

一般而言，人們遇到一些宣稱能治百痛的百痛藥（姑且稱為「百搭藥」），大多只有兩種反應：

第一，嘩！太厲害喇！這肯定是靈丹妙藥吧！買！

第二，嗄！有可能嗎？這肯定是「周身刀，沒張利」吧！不買！

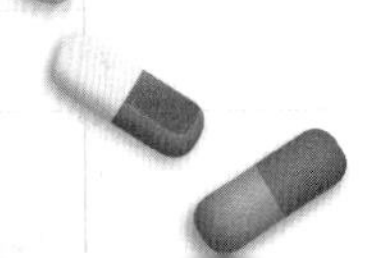

除此之外，面對這些「百搭藥」，一些用藥者往往還可能會以為裡面含有多種藥用成分，不然的話，同一時間怎可能紓緩多種症狀？

反過來，用藥者便可能會覺得「裡面太多藥，便可能會出現太多副作用」，從而抗拒這種「百搭藥」。

實際上，根據一般人的認知，人不是萬能的，錢不是萬能的，同理，藥不是萬能的。所以舉凡這些宣稱「能治百痛」、「能解百毒」的「百搭藥」，乍看之下，大多只會出現在武俠小說裡，現實並不是人人相信同一種止痛藥，原來同時可以紓緩頭痛、牙痛、背痛、腰痛這些常見的普通痛症。

所以，有時候，針對同一種成分，一些藥廠往往可能會謙虛一點（正確一點說，應該是保守一點），只會標示其中一種適應症（姑且稱為「單拖藥」），從而衍生不同的產品，簡單說，一種「百搭藥」，分拆成為不同的「單拖藥」，表面上便能夠增加這種藥的多樣性，目的在針對不同的用藥者解決不同的問題，感覺上總是好像較個人化一點。

當然，這種「單拖藥」不是沒有弱點的。

不難理解，相較「百搭藥」而言，這些「單拖藥」只是針對指定群組，市場較小，對象較窄，在使用上，往往限制較大，在觀感上「專而不廣」。說真的，同是撲熱息痛，如果說自己是一種經痛藥的話，藥罐子相信，沒有多少男人真的敢將這種藥吞進肚子裡！

唉……如果每一個用藥者都能夠清楚認識藥物裡面的藥用成分的話，試問還會有這種「單拖藥」嗎？

看來，藥物教育還有漫漫長路……

LOT:
EXP:

不是這種藥，不進這個口？

有一次，一對母子，衣著光鮮，目測年齡分別是大約三、四十歲和十七、八歲，一高一矮，一肥一瘦，雙雙前來藥房打算配藥。

這個母親，甫進藥房後，便側過身來，然後從右肩掛著的一個名牌吊墜單肩手提包裡面，拿出一部智能手機，滑出一張膠囊的圖片，拿著手機屏幕對著藥罐子，問藥罐子有沒有這粒膠囊。

藥罐子看一看這張圖片，這粒膠囊的外觀，上半是藍色，下半是白色。除此之外，便沒有其他標示，例如藥廠標誌，可以作為線索，進一步確認這粒膠囊的真正身分。

關於整件事情的來龍去脈，主要是這樣的：

原來這個兒子在幾天前不幸染上感冒，據說情況十分嚴重，四肢無力、手腳冰冷，既不想下床，又不能起床，便一直躺在床上睡覺，不知怎的，服用這粒膠囊後，不消半天便立刻藥到病除，迅速恢復體力，成功回復精神。

這個母親可能覺得這粒膠囊效果不錯，開口閉口，總是稱這粒膠囊為「特效藥」，希望能夠配回這種「特效藥」，留為備用的看門口藥，依樣畫葫蘆，用來治療下次的病症。

首先，香港市面上至少有不下數萬種藥物，單是同一種膠囊、同一種用途，其實真的可以不少於一種，所以如果只是拿樣品配藥的話，既沒有牌子名，又沒有成分名，裡面實在充滿太多不確定性，基於保障用藥者的安全，藥罐子實在不宜推敲裡面的成分，不宜妄下判斷，在這個情況下，自然便不能調配用藥者手上的這種藥。

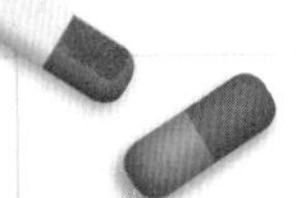

所以最理想的做法，還是請攜帶相關的藥物標籤，上面寫上相關的藥名，實際上，就算沒有藥物，單是藥名，便已經綽綽有餘，方便藥房配藥。

說真的，這粒膠囊到底是中藥，還是西藥，就是連這個母親自己都說不出來，試問在這個情況下，藥房怎能配藥呢？

這就是說，對不起，請恕藥房無從判斷，不能配藥。

至今，這種傳說中的「特效藥」還是一個不解之謎。

當然，這是什麼藥不是本文的重點，藥罐子在這裡便不多說，還是直接跳過吧！

說真的，如果是傷風、感冒這些病症的話，有時候，症狀可能會較重，情況可能會較差，但是一般而言，主要是病毒感染，例如鼻病毒（Rhinovirus），而且說到底只是一些自限性病症（Self-limiting Disease），所以，一個正常人，在正常的情況下，大約在一星期內便會自行痊癒，簡單說，假以時日還是會「不藥而癒」的，這些症狀一般會隨著身體慢慢痊癒，便會漸漸消失，隨著時間成為過去。

所以，時間永遠是最好的靈丹妙藥。這點絕對沒有誇大。

實際上，暫時姑且撇開中藥不說，在西藥上，面對傷風、感冒這些病症，一般只需要針對相關的症狀配藥，主要的目的，在紓緩相關的症狀，減輕相關的不適，最後神不知，鬼不覺，讓身體自行復原。

唔……其實，說直接一點，就是「自欺欺人」。

這就是說，在治療上，說到底還是要靠自己，自己的事自己做，自己的病自己醫。

所以，雖然暫時還沒有確鑿的證據，但是根據推理，這個情況，最大的可能，主要有以下三個：

第一，這粒膠囊成功紓緩這個兒子的感冒症狀，感覺上讓他感到精神一點、舒服一點，簡單說，就是「有病等於沒有病」。病還是病，只是看不出來而已。

第二，這段時間睡一睡覺，讓這個兒子得到充分的休息，在這個情況下，身體便會慢慢恢復戰鬥力，漸漸提升抵抗力，從而促進感冒的痊癒。這就是說，就算沒有這粒膠囊，結果還是一樣，所以跟這粒膠囊沒有半點關係。

第三，這個感冒隨著時間已經成為強弩之末，簡單說，這個兒子的情況已經漸入佳境。同理，就算沒有這粒膠囊，結果還是一樣，跟這粒膠囊沒有半點關係。

好吧！本文結束……

慢著……慢著……

本來，藥罐子還以為這樣便可以結案。沒想到，這個母親竟然殺一個回馬槍，繼續追問：

「那麼，你們有沒有一些東西擁有差不多的功效呢？」

說真的，連這粒膠囊的廬山真面目是什麼都不知道，試問在這個情況下，藥房又有什麼東西可以拿出來呢？

當然，如果是傷風感冒藥的話，藥房倒是有很多種。

於是，藥罐子便從貨架上拿了一盒傷風感冒藥出來，回應一下對方的訴求。

這個母親接過這盒傷風感冒藥後，看一看盒面，便指一指智能手機裡面的圖片，淡淡答道：

「算吧！我還是想要這粒膠囊！」

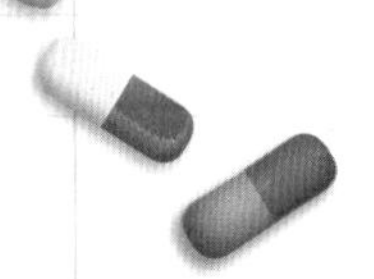

然後這對母子便慢慢離開藥房了。

說真的，這個情況真的司空見慣，藥罐子絕對不會感到意外。

為什麼？

唔……其中一個原因，是這個母親曾經試過智能手機上這種「特效藥」。

單從這句話，過往她應該試過其他傷風感冒藥，不過試來試去，暫時還是覺得這粒膠囊效果最佳，不然的話，她便不會稱這種藥為「特效藥」吧？

由是觀之，直至現在，她對這粒膠囊還是擁有較大的信心。

問題是，面對這個母親，不論藥罐子拿什麼藥出來，沒試過便是沒試過，沒信心便是沒信心，再怎麼說，再怎麼做，還是不能改變這個事實，說到底，有沒有效還是流於理論，淪為空談。這盒傷風感冒藥，再怎麼神通廣大，暫時還是天馬行空的幻想。

說真的，換是藥罐子，新來的這盒藥，藥效還是未知之數，口說無憑，既然舊有的這種藥，藥效已經心裡有數，毋庸置疑，那麼，除非逼不得已，否則便沒有一個強而有力的理由說服用藥者轉藥。

所以在這個情況下，用藥者大多會從一而終，不作他選。這是意料中事，沒有什麼好奇怪。

亂點鴛鴦譜（一）

LOT:
EXP:

最近有個伯伯，一副古銅色的臉孔，一雙烏黑色的眼睛，高高的軀幹，寬寬的肩膀，在上午的時候，拿著兩包從私家診所領過來的藥袋前來配藥，問藥房有沒有這些藥。

藥罐子看過這兩個藥袋，上面分別寫上藥物的牌子名，所以真的要配的話，問題不大。當然，唯一的大前提，要「有」！

香港市面上至少有不下數萬種藥物，單是同一種藥，相關的牌子，保守估計便可能已經有十多種，實際上，一間藥房根本不可能貯存所有牌子，所以如果只是拿牌子配藥的話，真的如同大海撈針一樣，難免會一波三折。

幸好，這兩種牌子的藥，藥房都有存貨，所以配藥問題不大。

雖然配藥不成問題，但是不代表沒有其他問題，不然的話，這篇文章便不用繼續寫下去。

其實，真正的問題是……

這兩種藥袋上的藥名，就是跟藥袋裡面的藥不一樣，簡單說，就是「貨不對辦」。

藥罐子相信，各位看倌，看到這裡，可能會說：

「哼！藥罐子，你自己不是說了嗎？這裡有兩種藥，人有失足，馬有亂蹄，掉一掉包，錯手將這兩種藥倒轉放進藥袋裡面，又有什麼好大驚小怪？」

唔……對，的確不排除這個可能……實際上，初初，藥罐子也是這樣想，問題是……

對不起，這兩種藥偏偏就不是互相倒轉！

當然，各位看倌，還可能會說：

「唉呀！人家藥廠換了包裝，不行嗎？」

對！的確不排除這個可能。只是根據經驗，一間藥廠如果沒有什麼特別原因的話，大多不會貿然轉換包裝。

為什麼？

其實，大部分的用藥者，連同讀藥前的藥罐子在內，在用藥上，大多是「只看外表，不看內涵」，往往只會跟著藥物的樣子服藥，而不是裡面的成分，不是嗎？

有時候，大家在公立醫院、診所覆診領藥的時候，就算是相同的藥物，今次的藥跟上次的藥的外觀可能不一樣，從而產生疑心，左猜猜，右猜猜，猜來猜去，猜到不敢服藥。所以，在這個情況下，藥物標籤便可能會補上一句「此藥換了新裝，但成分一樣」這種標示，目的在避免用藥者誤以為裡面的成分不同，從而不敢服藥。

但是在這些情況下，絕大部分轉換的不僅是包裝，還有藥廠。

本來，一家藥百家做，各家自有各家的包裝用來區別自己，本是常態。但是一間藥廠不會貿然隨便變更自己的包裝，避免混淆用藥者，動搖用藥者的信心。

好吧！縱然這個可能不大，但是姑且不排除這個可能吧！問題是，改來改去，總不會連藥廠自家的標誌都一併改掉吧？

藥罐子剛剛提過，基於商業上的考量，在包裝上，有時候，藥廠為了宣傳自己的品牌，或者宣示「自家出品，必屬佳品」，同時還可能會寫上自己的標記，讓用藥者看到這粒藥的時候，能夠聯想到這間藥廠，從而加強宣傳的效果。

當然，說到標記，一般而言，離不開以下三個：

一、藥廠全名？

唔……一間藥廠的中文全名，動輒十多個筆畫；英文全名，動輒十多個英文字母，未免有點長，試想一粒藥的封面可以有多大？有時候，一粒藥未必能夠騰出足夠的空間，寫上這些冗長的藥廠全名，所以未必是一個可行的選項。

二、藥廠簡寫？

這個……不是不行，大前提是這個簡寫一定要夠特別，讓人家一看便能夠看得出是貴寶號，否則人家看不透便沒有意義。實際上，一些藥廠還是會用簡寫作為自家標記，所以是一個可行的選項。

三、藥廠標誌？

基於知識產權，沒有兩間藥廠的標誌是一模一樣的，所以獨一無二，無可取代，自自然然便是一個可行的選項。當然，這個標誌愈簡單愈理想，假如標誌愈複雜，印在一丁點兒的封面上自然便會愈模糊，就算能夠放上去，人家看得不清楚，看不出是貴寶號，一樣沒有意義。

最後藥罐子便問一問這個伯伯：

「這個藥袋，裡面應該不是這種藥吧……會不會弄錯些什麼？」

說罷，沒想到，這個伯伯還是神態自若，若無其事，淡淡答道：

「這個，我也不知道。本來就是這樣子的，我又沒有留意……」

看來，這個伯伯真的好像不知道服錯藥有多嚴重……

本來，藥罐子還想請這個伯伯拿其他藥袋過來，看一看其他藥物有沒有放錯藥袋，不過這個伯伯二話不說便拿回這些藥袋，匆匆離開藥房了。

話說回來，這兩包藥為什麼會貨不對辦呢？

至今，仍然是一宗懸案……

LOT:
EXP:

亂點鴛鴦譜（二）

最近有個婆婆，一張飽經風霜的臉孔，小小的眼睛，深深的皺紋，拿著六包藥袋前來配藥，問藥房有沒有這些藥，有的話，請配三天。

藥罐子看過這些藥，這六種藥全部都是一些傷風感冒藥，全部都是三天的藥量。

遇到這種情況，這個婆婆上次應該罹患傷風、感冒的時候曾經服過這些藥，覺得效果不錯，打算依樣畫葫蘆，即是「複製貼上」整帖藥，治療這次的病症，或者留為備用的看門口藥，看一看門口，治療下次的病症。

首先藥罐子強調，不論是什麼病症，上次是上次，今次是今次，下次是下次，對，同是傷風、感冒，症狀未必完全相同，用藥自然不同，舉例說，如果今次是肺炎的話，便可能需要加藥，例如抗生素，有時候，重施故技未必能夠幫上忙，自然便應該重新配藥。

這就是說，除非擁有相關的專業知識，例如醫護人員，否則藥罐子不建議用藥者自行「複製貼上」任何一帖藥，還是首先諮詢一下相關的專業意見，看一看能不能「複製貼上」，治療相關的病症。

不過，這不是本文的重點……

真正的重點是……

其實這六種藥，分別是從兩個不同的私家醫生領回來的，三種是一個醫生的，三種是另一個醫生的。

其他事情，藥罐子不知道，但是說到用藥，食兩家茶禮絕對不是一個明智的決定。

此話何解？

在沒有互相溝通的大前提下，假如兩個醫生各自開各自的藥，你開你的傷風藥，我開我的傷風藥，用藥者同一時間服這兩帖藥，裡面的有效成分便可能會重複、重疊，重複用藥便可能會超出最大的建議劑量，從而可能會增加出現副作用的風險，甚至構成毒性，不利用藥安全。

幸好，這六種藥剛巧沒有重複，在使用上，還沒有構成相關的風險。

反過來，這便讓人存疑，到底這個婆婆為什麼會這麼幸運呢？

照理說，這兩個醫生該不會這麼神通廣大？嗳！你負責開止痛藥、鼻水藥、止咳藥？我負責開喉嚨痛藥、化痰藥、胃藥？乍看之下，這真的是一個不可思議的謎……

不過這其實算不上是一個謎。

因為藥罐子只是刻意沒有跟各位看倌透露這項線索：這六個藥袋上面分別已經寫上、貼上相關的藥物標籤，簡單概括這些藥的用途，就是「止痛」、「鼻水」、「止咳」、「喉嚨痛」、「化痰」、「胃藥」。所以就算是一個沒有醫藥背景的用藥者，只要根據相關的症狀，拿出相關的藥物，照單執藥，交叉服藥，還是不會出現重複用藥的風險。

這個婆婆便是一個活生生的例子。看過兩個醫生，然後，不知怎的，東挑一種、西挑一種，挑著挑著，最後堆砌這六種藥出來。

問題是，如果沒有這些標籤的話，不就出事嗎？

何況，就算這些標籤真的清楚說明這些藥的用途，還是可能會出事的。

此話何解？

因為這個還是會存在一定的盲點。其中，裡面有一個很大的前提，未必適用於所有情況。

這個大前提，便是……

一藥治一病！

這就是說，一種藥只是紓緩一種症狀，不多不少，簡單說，就是「一對一」。

問題是，有時候，一種藥同時還能擁有很多種不同的用途。

舉例說，一些第一代抗組織胺（First Generation Antihistamine），例如 Diphenhydramine，在進入人體後，便可以透過影響不同的受體、不同的系統，產生不同的藥理作用，同時具有收鼻水、止咳、助眠這些功效，適用於治療流鼻水、乾咳、短暫失眠的症狀。

所以，這些第一代抗組織胺，便可以作為收鼻水藥、鎮咳劑、助眠藥，同時兼顧三種藥用用途，除了能夠紓緩一些傷風、感冒的主要相關症狀，例如流鼻水、咳嗽外，還可以產生濃烈的睡意，達到助眠的效果，除了收鼻水、止咳外，還能夠幫助因為夜間出現鼻水、乾咳導致難以入睡的用藥者入睡，高枕無憂，達到一石二鳥的效果。

這就是說，就算是同一種藥，同時還是可以針對不同的適應症。

在上述的例子裡，不管是鼻水藥，還是止咳藥，如果是同一種藥的話，同服這兩種藥，便可能會出現重複用藥的風險，構成危險，不是嗎？

所以，單是這些標籤，還是不能作為一種有力的物證。真的要看的話，還是請看藥物的成分名吧！

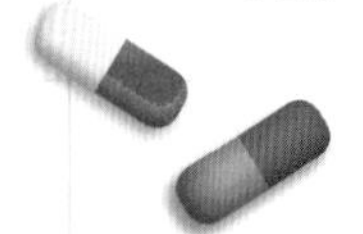

當然，藥罐子不是要大家從一而終不要轉醫生，只是，如果大家真的覺得自己跟這個醫生有緣無分的話，還是請不要藕斷絲連，更加不要拖泥帶水，自行拖帶舊藥，看另一個醫生。

總之，一個醫生歸一個醫生，一份藥歸一份藥，不要東挑一種，西挑一種，自行堆砌一組藥出來，目的在減少出現這種交叉服藥的機會，從而減少出現重複用藥的風險。

請注意，真正的重點，是「自行」。這就是說，交叉服藥，不是不行，但是大前提是首先必須諮詢一下醫護人員的專業意見，檢視一下手上的藥物，看一看裡面有沒有重複、重疊，從而大大減低相關的風險。

世上沒有多少人真的能夠這麼幸運，交叉服藥又剛巧沒有重複用藥，不是嗎？

用藥者，豈能不慎？

問藥

在用藥上，很多用藥者經常會遇到一些問題。

這些問題，千絲萬縷，猶如一個個未解的結。

藥物輔導，主要的工作，便是解開這些結。

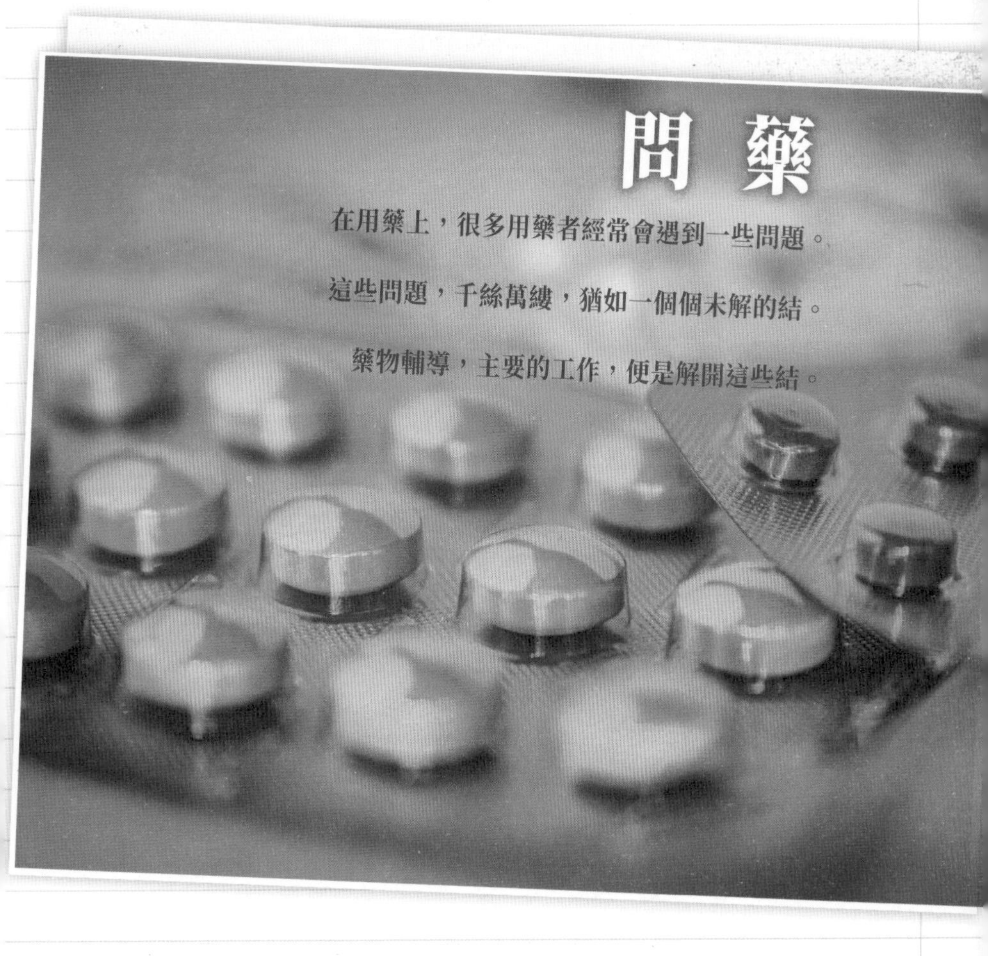

LOT: EXP:

用藥的比喻（一）：
紅封包

噯！說在前面，請不要因為這個標題，便誤以為現在是農曆新年。

這次的事件，主要是這樣的：

一個婆婆，一臉慈愛滄桑，根根銀髮，半遮半掩，條條皺紋，若隱若現，拿著四包從一間私家診所領過來的藥袋前來配藥，看一看藥房有沒有這些藥。有的話，各配十粒。

藥罐子看過這四種藥後，遺憾的是，相同成分、相同牌子，藥房只有一種；其他三種，成分相同、牌子不同，簡單說，就是「同藥不同樣」，所以說「有」固然對，因為有這個成分，說「沒有」一樣無錯，因為沒有這個牌子，有沒有、配不配，便往往取決於用藥者的個人觀感、主觀意願，一切很難說。

實際上，根據過往經驗，如果是這個情況的話，人們未必會選擇在這間藥房裡配藥，一般而言，大多會找其他藥房，繼續「敲門」，逛一逛花園，碰一碰運氣。或許，大部分的用藥者，總是希望能夠在同一間藥房裡調配所有藥，湊齊整份藥，感覺上，圓滿一點、整齊一點。

聽後，這個婆婆便有點失望，皺一皺眉，嘆一嘆氣，說：

「嗄……很多藥房都是這樣說……」

其實，香港市面上至少有不下數萬種藥物，單是一種藥，往往便可能已經有幾十種牌子，多不勝數，實際上，一間藥房根本不可能貯存所有牌子，有時候，如果只是拿牌子配藥的話，真的如同大海撈針一樣，難免會一波三折。

但是單是聽婆婆這句話，可能她已經問過幾間藥房，開始感到有點累，便在「雖然不滿意，但是勉強可以接受」的情況下，願意調配這三種含有相同藥用成分的非專利藥，湊齊四種藥。

本來，問題不大。但是，真正的問題隨後便出現了……

當這個婆婆看到這些藥後，便好像有點驚訝，衝口而出說：

「嘎！樣子怎麼會不同呢？」

藥罐子便答道：

「當然不同，不同的藥廠，樣子當然會不同！」

接著，她便指著其中兩包藥，繼續說：

「唉呀！這麼小，效果會不會差一點？」

唔……

其實，除了藥用成分之外，一粒藥裡面還有其他藥用輔料(Excipient)。所謂藥用輔料，是指除了藥物的藥用成分(Active Ingredient)之外的其他材料，例如賦色劑（色素）、賦味劑（調味料），負責調色、調味，塑造藥物的外觀。

至於，其中一個較常用的藥用輔料便是澱粉，主要的目的在作為藥物的載體，賦予藥物的劑型、形狀。

簡單說，一粒藥的大小，在相當程度上，取決於藥用輔料的多少，豐儉由人，喜歡多大便多大，喜歡多小便多小，完全取決於藥廠的配方。

不然的話，各位看倌，不妨嘗試用一個電子磅，秤一秤一粒藥的實際重量，看一看是否真的如同這粒藥所標示的劑量。

不會吧？

由是觀之，藥物的大小，在相當程度上，只是跟藥用輔料的多少構成直接的關係，但是跟劑量的輕重沒有必然的關係。

當然，一般而言，一些藥廠為了迎合用藥者「劑量愈大，藥片愈大」這種先入為主的主觀觀念，如果遇到相同成分、不同劑量的藥物的話，大多會透過藥物的大小表示劑量的輕重，讓人們能夠容易辨別，從而減少誤服的風險，保障用藥安全。

但是世事無絕對，凡事總有例外！

藥罐子就是曾經看過同一間廠、同一種藥，兩種劑量，在外觀上，不管是大小、形狀，還是顏色，兩者還是一模一樣的，乍看之下，真的教人難以分辨。

所以單是藥物的大小，實在不能作為辨別劑量輕重、藥效強弱的參考依據，最理想的方法，還是留意一下相關的藥物標籤，這樣便會較客觀一些！

藥罐子想了一想，便跟這個婆婆說：

「這就像一封利是一樣，人家所說的『大利是』，指的是裡面的利是錢，不是外面的利是封，沒有人會在意利是封的大小、顏色，不論這個利是封是什麼大小、什麼顏色，還是沒有意義。」

對，在用藥上，利是封只是一個載體。所以這個利是封是大是小，根本不是重點。

簡單說，單是這個利是封，就是不能知道裡面到底有多少錢。

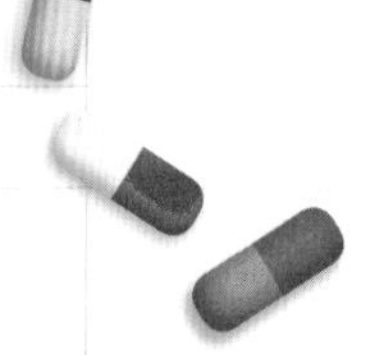

用藥的比喻（二）：
樓價

說在前面，藥罐子強調，這是一篇「掛羊頭，賣狗肉」的文章。這件事跟樓市絕對沒有直接關係……

最近，一個年約三十多歲的男士，一頭茂密的頭髮，一雙烏黑的劍眉，西裝筆挺，自稱是一個地產經紀，一直長期需要服用一種胃藥，不久前在朋友的介紹下，知道市面上還有另一種胃藥，價格較便宜，這個男士心想如果長期服用的話，與其繼續用這種胃藥，倒不如轉一轉會，轉用那種胃藥，這樣做應該會較划算一點，反正都是胃藥，不是嗎？

所以這個地產經紀便在朋友的建議下考慮轉藥，打算嘗試服用這種胃藥。

沒想到，當這個地產經紀看到這種胃藥後，內心便開始有點疑惑，想來想去，還是百思不得其解，所以感到猶豫不決，遲遲不轉藥。

後來想著想著，與其想，倒不如問，問清楚、弄清楚，弄個明白，但是直接問朋友又好像質疑人家的意見，覺得難以啓齒，便打算前往附近的藥房諮詢一下藥房的意見，釐清一下心裡的疑問。

原來，這個地產經紀一直服用的胃藥劑量是 150mg，一天一次，現在，這個朋友說的這種藥，劑量卻是 20mg，就算一天兩次，在藥量上，兩者還是相差一段頗大的距離，那麼藥效豈不是天淵之別嗎？

「這樣子，到底應不應該轉藥呢？」

這便是這個地產經紀的問題。

首先，在繼續討論前，藥罐子補充，除了擁有相關專業知識的醫護人員外，單是親戚、朋友，還需要相關的醫學、藥理，作為基礎，結合科學、客觀的數據，作為參考，目的在增加這些資訊的真確性，從而提高這些意見的參考價值。

好吧！話說回來，這是真的嗎？

唔……其實，在用藥上，就算是同一類藥物，例如胃藥，不管是 H2 受體拮抗劑（H_2 Antagonist），還是質子泵抑制劑（Proton Pump Inhibitor, PPI），不同的藥用成分，在劑量上，各自擁有相關的建議劑量上限。這種劑量便是藥物的最大劑量。一旦超出這個最大劑量的話，往後就算繼續增加劑量，相較而言，也未必會明顯增加藥效，而且還可能會增加藥物的副作用，構成毒性，不利用藥。

簡單說，每一種藥，各自擁有相關的建議劑量，所以就算是同一類藥，兩種不同的藥，還是不能純粹透過劑量的多少，從而判斷藥效的強弱。這就像拿蘋果跟橙比較……唔……不對，不對，這個比喻好像不太貼切，應該是拿紅蘋果跟青蘋果比較一樣，根本沒有意思。就算是同一類水果，紅蘋果只能跟紅蘋果比較，青蘋果只能跟青蘋果比較，簡單說，自己只能跟自己比較，硬是要將兩種不同的東西作出比較的話，根本沒有意義。

話說回來，藥罐子知道他的身分後，不知怎的，便這樣說：

「唉呀！這就像買樓一樣，不管是四百萬，還是八百萬，單是 Lump Sum（總額），其實是沒有意義的，還要看建築面積、實用面積，簡單說，就是呎價，不然的話，兩個不同的單位，如何能夠估算兩者的價值，從而作出比較呢？」

當然，除此之外，不同的地區、不同的地段、不同的校網，樓價固然不同；就算是同一幢樓，不同的樓層、不同的間隔、不同的景觀，售價一樣不同。

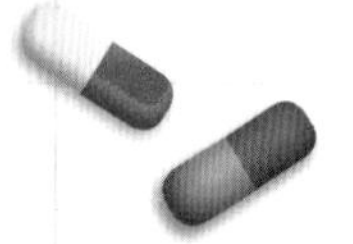

藥罐子想，面對地產經紀，如果透過樓市作為切入點的話，以樓為喻，這樣會不會讓對方容易理解一點呢？

這個地產經紀聽後便彷彿恍然大悟，但是還是笑著補上一句話：

「當然不是喇！ Lump Sum 愈大，佣金愈高嘛！」

最後，難得遇上地產經紀，藥罐子當然便趁著這個黃金機會，少不了問一問：

「嗳！最近樓市有沒有什麼動靜？有沒有什麼『筍盤』？」

回想起來，這個比喻雖然好像有點不當，但是管什麼？反正人家聽的懂，便是了！

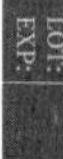

用藥的比喻（三）：
叉雞飯

說在前面，藥罐子強調，這是一篇「掛羊頭，賣狗肉」的文章。

這件事絕對不是從一盒叉雞飯開始……

請問各位看倌有沒有到過燒臘店？有沒有吃過叉雞飯？說真的，在飲食業裡，叉雞飯真的是一項偉大的發明，同一時間可以享用兩款餸菜，品嘗兩種味道、滿足兩份口感，可以說是雙拼飯的始祖。

話說回來，這篇文章到底跟叉雞飯有什麼關係呢？

關於整件事情的來龍去脈，主要是這樣的：

最近，一個中年大漢，一張通紅的臉膛，一雙細長的眼睛，穿著一套單薄的白衫、白褲，雙腳穿著一對黑色水鞋，腆著肚子，拿著兩盒藥過來問藥。單是看他的衣著，不用問，應該是一個伙頭大將軍，而且還在附近吧？

這個廚師，甫進藥房後不久，便將這兩盒藥擲在其中一個裡面擺放西藥的玻璃櫃枱上，「啪」的一聲，指著這兩盒藥高聲嚷道：

「我的血壓真的有這麼差嗎？好端端的，為什麼要轉藥？」

原來這個廚師自稱罹患高血壓（但是，看他的身形，當然不能排除高血糖、高膽固醇的可能），一直在私家診所求醫，定期覆診，定時領藥，控制血壓。據說，上一次覆診，醫生決定「轉藥」，轉用另一種藥，控制病情。

但是這個廚師偏偏覺得自己的血壓還算不錯，自問應該不需要轉藥，便直接拿新、舊藥過來，問一問，看一看到底是否真的需要轉藥。

說真的，在治療上，轉藥是一件司空見慣的事情，一般而言，最主要的原因，是代表今次的病情已經跟上次不一樣，當中主要離不開以下兩個情況：不是漸入佳境，就是急轉直下。不論是什麼理由，總之一句話，就是不同！病情不一樣，用藥自然不一樣，所以在這個情況下，轉藥是一個合理的方案。

話說回來，藥罐子看過這兩種藥後，便答道：

「哦……醫生沒有動過你的血壓藥，真的要說的話，正確一點說，醫生不是『轉藥』，只是『加藥』，只不過是加了一種膽固醇藥而已。」

聽罷，這個廚師只是驚訝的吐出一個字：

「嗄？」

跟這個廚師一樣，各位看官，看到這裡，可能會滿腹狐疑，問：

「嗳！藥罐子，『轉藥』、『加藥』是兩碼子的事情，從始至終，不管是新藥，還是舊藥，各自只有一種，而且降血壓歸降血壓，降膽固醇歸降膽固醇，哪有一種藥可以一石二鳥，同時降低血壓、膽固醇呢？」

對！完全正確！因為這不是一種藥，而是兩種藥，分別是血壓藥、膽固醇藥。正確一點說，是「合二為一」。

在用藥上，這算是一種「複方」，簡單說，是指藥物裡面蘊含兩種或以上的有效藥用成分，如果是相同用途的話，便可以雙劍合璧，輔助治療單一適應症；如果是不同用途的話，便可以分道揚鑣，同時治療多種適應症。

藥罐子想了一想，便答道：

「唔……這就像叉雞飯一樣，一個飯盒同時擁有叉燒、白切雞兩種燒味而已。」

在這個例子裡，這種「雙拼藥」，最大的優點，當然是同時可以滿足兩種不同的需求，實現兩種不同的願望，分別是高血壓、高膽固醇。不難想像，多一種成分，便多一種用途，自然便多一種功效，所以一般擁有較大的覆蓋性，從而能夠同時治療兩種不同的適應症。

同是服藥，服藥的數量當然愈少愈好；在使用上，除了能夠減少誤服、漏服的風險外，在心理上，還能夠減少用藥者的抗拒，從而能夠提高服藥的依從性。

當然，凡事一體兩面，有利有弊，這種「雙拼藥」同樣沒有例外。

在這個例子裡，這種「雙拼藥」最大的問題，便是需要衡量配襯的問題，俗稱「對親家」。在正常的情況下，叉燒固然可以搭配燒鴨、燒鵝、燒乳鴿、燒乳豬，但是就是不建議搭配牛扒、豬扒、雞扒、羊扒。當然，搭配這東西，只是一種選擇，沒有對與錯，悉隨尊便，簡單說，沒有行不行的問題，只是有沒有市場的問題。

誠然，血壓藥配膽固醇藥，兩者固然扯得上關係，因為高血壓人士同時還可能會罹患高膽固醇；骨質疏鬆藥配維生素 D 補充劑，兩者同樣扯得上關係，因為維生素 D 補充劑可以促進鈣質的吸收，同時攝取鈣質可以預防骨質疏鬆，從而改善骨質疏鬆的症狀。

但是在正常的情況下，血壓藥總不會搭配哮喘藥嘛？兩者根本風馬牛不相及，這種搭配，用得上嗎？

所以，最常見的搭配是什麼？

這就是「方以類聚，物以群分。（《易經．繫辭上》）」舉例說，血壓藥配血壓藥，膽固醇藥配膽固醇藥，同一類藥物，同一種市場，相較而言，是一種較理想的搭配。

最後，藥罐子不妨問大家一個有趣的問題：

「如何將叉雞飯變回叉燒飯、切雞飯呢？」

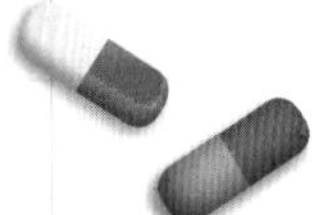

答案是「用餐具」。

那麼，「如何將『雙拼藥』變回『單拼藥』呢？」

答案絕對不是「用切藥盒」！

所謂「切藥盒」，顧名思義，便是將藥片切成一半的盒子。

在設計上，切藥盒，生動一點說，就像包青天的龍頭鍘、虎頭鍘、狗頭鍘，中間有一個像「V」字的鍘口，微微向下傾斜，用來擺放、鎖定藥片，盒蓋裡配置一張刀片，就像鍘刀，用來切割藥片。

在用法上，十分簡單，只要打開切藥盒，將藥片放進這個「V」字的鍘口裡，然後輕輕用力一拍，蓋上切藥盒，「啪」的一聲，藥片便會應聲一分為二了。

請記住，藥片在製造的過程裡，藥物已經均勻散佈在藥片裡面，所以不管是徒手「啪」成一半，或者用切藥盒切成一半，絕對不會將雙拼藥變回單拼藥，而是只會將雙拼藥變回半份雙拼藥！簡單說，在雙拼藥上，將叉雞飯分開一半，只會分出半份叉雞飯，絕對不會變回叉燒飯、切雞飯的！

有時候，在包裝上，如果是這些「雙拼藥」的話，一些藥廠往往可能會採用「雙色設計」，透過兩種不同的顏色，一上一下，或者一左一右，象徵裡面蘊含兩種藥用成分，但是這不代表一種顏色是一種藥，另一種顏色是另一種藥，這點千萬不要弄錯。

LOT:
EXP:

用藥的比喻（四）：
豉油雞

有一天，上午大約十一時的時候，一個年約三、四十歲的女士，一張鵝蛋臉，深目高鼻，身穿一件印上不少彩色蝴蝶圖案花紋的短袖T恤，鮮艷奪目，栩栩如生，真的活像一隻隻小蝴蝶一樣，飛來飛去。她前來藥房打算買一盒鈣片，希望能夠補一補鈣，預防一下骨質疏鬆（Osteoporosis）。

鈣片，顧名思義，是一種膳食補充劑，主要的用途很簡單，便是「補鈣」，幫助身體補充鈣質，除了可以促進兒童身體發育、骨骼成長，一般還適用於中年婦女、更年期婦女、長者這些人士，可以鞏固骨骼、提高骨質密度、減慢鈣質流失，從而預防骨質疏鬆，因為這些人士是骨質疏鬆的高風險人士，隨著年紀的增長，體內的鈣質便會開始慢慢流失，所以便需要攝取額外鈣質，彌補鈣質的流失。

所以這個女士服用鈣片絕對是一個合情合理的選項，沒有什麼問題。這時候，她並沒有要求什麼牌子，倒是直接問藥房有沒有什麼鈣片可以介紹一下。

實際上，鈣只是一種普通的礦物質，還是一種常用的補充劑，真的要說的話，天下鈣片何其多，單是鈣片，市面上便可能會出現高達幾十種同類產品，任君選擇。所以絕大部分的藥房同時往往會貯存不同產地、不同牌子的鈣片，方便消費者精挑細選，從而能夠挑選較適合自己的產品。

於是，藥罐子便從後面的牆身櫃上拿了其中一盒鈣片出來，簡單介紹一下這盒鈣片的產地、含量、建議服法、注意事項。

聽罷，這個女士便雙手抱胸，瞄一瞄這盒鈣片，再瞄一瞄藥罐子

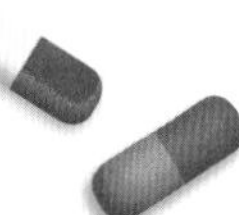

背後的牆身櫃，便伸長右手，指著藥罐子背後的牆身櫃，好奇一問：

「這三種鈣片，到底有什麼分別？」

唔……有時候，一間藥廠為了針對用藥者的個別情況，照顧用藥者的個別需要（當然，最終的目的，還是提高競爭力，增加市場佔有率），同時可能會生產多種劑量、多種配方，目的在增加產品多樣性，從而能夠針對不同的用藥者，提供不同的產品，發掘商機，開拓客源，最後增加銷量、提高利潤，簡單說，就是「百貨應百客，百藥治百人。」

其實，各位看倌在藥房買藥的時候，真的不難發現，有時候，單是同一個牌子，便已經出現了幾種不同的配方，有選擇固然好，但是太多選擇反而可能會讓人眼花繚亂，從而不知道如何挑選適合自己的產品。

實際上，這盒鈣片便是一個活生生的例子，同一種牌子，便已經出現至少三種不同的配方，如果不明就裡的話，往往真的會讓人摸不著頭腦，隨即陷入混亂狀態。

這時候，藥房便會搖身一變，成為用藥者的指南針，盡量幫助用藥者挑選適合的藥物，大前提是用藥者必須清晰表達自己的情況，明確點出自己的需要，有人著重牌子，有人著重價錢，有人著重產地，有人著重包裝，不一而足，不論是什麼，總之，請揚聲，這樣的話，藥房便能夠根據用藥者的要求，挑選適合的產品。

話說回來，藥罐子便指著這些鈣片，逐一解釋道：

「哦，這款鈣片，只是純鈣，裡面只有鈣質……那一款鈣片，除了鈣質外，裡面還添加維生素 D 跟幾種礦物質……至於，現在我拿出來的這一款鈣片，裡面便有鈣質、維生素 D，如果只是預防骨質疏鬆的話，這種鈣片便應該綽綽有餘了。」

聽罷，這個女士便繼續好奇問：

「鈣片為什麼要添加維生素 D ?」

答案很簡單，維生素 D 其中一個主要用途便是能夠促進鈣質吸收，作用原理，在能夠在體內進行代謝，進化成為骨化三醇（Calcitriol），跟腸道裡的維生素 D 受體（Vitamin D Receptor）結合，促進鈣結合蛋白（Calcium-binding Proteins, CaBP）的合成，從而增加鈣質在體內的吸收。

所以攝取鈣質最理想的用法，是跟維生素 D 同服。不難理解，既然建議同服，那麼最理想的情況，當然是將兩者合二為一，成為一種複方，方便人們同一時間服用鈣質、維生素 D，從而增加鈣質的吸收。

在相當程度上，維生素 D 可以說是一種藥引。

這時候，藥罐子便答道：

「哦，簡單說，維生素 D 能夠幫助身體吸收鈣質，單是鈣質不是不好，但是如果配合維生素 D 的話，便會加強鈣質的功效，唔……這就像豉油雞一樣，單是一碟白切雞，味道難免會有點『寡』，但是點一點豉油，調一調味，便能夠帶出雞肉的味道。」

簡單說，鈣是「白切雞」，維生素 D 是「豉油」。單是攝取鈣質，原汁原味固然可行，但是如果跟維生素 D 同服的話，點一點綴，調一調味，便會帶出鈣質的鮮味……不，不，不，正確一點說，應該是藥效，在藥理上，便會產生協同效應（Synergic Effect），簡單說，就是「1 + 1 > 2」。

雖然回想起來，這個比喻好像有點不當，但是管什麼？反正人家聽的懂，便是了！

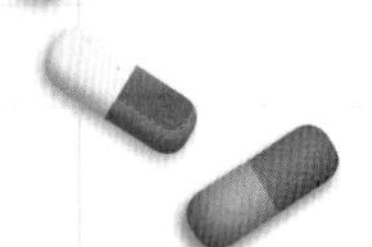

用藥的比喻（五）：六合彩

LOT:
EXP:

今次的事件很簡單，主要是這樣的：

有一天，下午時分，一個年約四、五十多歲的男士，一副悠閒的樣子，身穿一件白色短袖 T 恤、一條灰色棉質短褲，腳蹬一雙黑色的涼鞋，拿著一包從公立醫院領過來的藥袋前來藥房配藥，單是這個時間、衣著，看樣子，應該不是退休，便是休假吧？

據說這個男士過往一直在這個藥物標籤所標示的公立醫院定期覆診領藥，詳細的原因，他沒有說，我沒有問，總之，現在這個男士只是打算看一看藥房有沒有這種藥，有的話，他便希望配一點藥回去。

首先，如果是依時覆診領藥的話，上次領的藥，理論上，藥量一定會能夠讓用藥者待到下次覆診的時候繼續領藥，所以應該不會出現斷層的問題。簡單說，藥物的數量總是會銜接得上的。當然，有時候，醫生可能會開多一點藥給用藥者以備不時之需，實際上，只會多，不會少，最多扯平。

所以除非數藥的數錯、服藥的服錯，否則在正常的情況下，用藥者應該不會缺藥，自然便不會前往社區藥房配藥，這就是說，這個情況根本不可能會發生，但是這個情況卻經常發生。

至於，為什麼？

至少藥罐子不知道。

話說回來，藥罐子看一看這個藥袋後，哦，原來是別嘌醇 (Allopurinol) 這種痛風藥。

所以這次配藥只是被動配藥，你手上有什麼藥，藥房便跟你配什麼藥，照單執藥。幸好，這種牌子的別嘌醇，藥房剛好有存貨。

本來這只是一件平常的配藥事件，問題解決，文章結束，沒想到，這個用藥者隨後問了一個問題，讓這件事添上了一段小小的插曲……

這個問題便是……

「其實這種藥會不會有什麼副作用？」

唔……

首先，所有藥或多或少總會有一些副作用，這是天下共識，因為副作用是指用藥物治療適應症後所出現的治療目的以外的藥理作用。簡單說，就是「副產品」。

所以單是「副作用」三個字，其實只是一個中性詞語，並無好、壞之分，亦無褒、貶之別。一種藥進入身體後可以產生多方面、多元化的藥理作用，其中有一些是治療的目的，另外有一些則是治療之外的目的，兩者可能會同時出現，這些治療之外的藥理作用，只是統稱為「副作用」而已。

所以，不管是「Like」、「Love」、「Haha」、「Wow」、「Sad」，還是「Angry」，答案一定是「有」，這是走不掉的。

至於關於別嘌醇的副作用，其中一個便是一種稱為「毒性表皮溶解（Toxic Epidermal Necrolysis, TEN）」的皮膚病症，相較其他副作用而言，情況一般會較嚴重，在定義上，主要能夠影響超過 30% 的皮膚表面面積①②，同時擁有較大的致命率，死亡率大約是 25 至 35% ③。

暫時撇開症狀不說，單是看這些資料，的確會讓人毛骨悚然，服藥治病，救命不成，反而喪命？對吧？

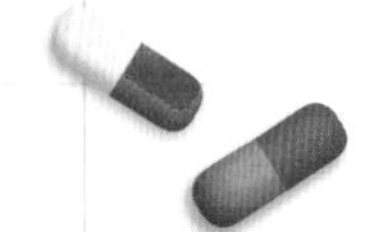

對！這還用問？

但是，我們好像忘了問一個很重要的問題……

「真的要說的話，這種駭人聽聞的副作用，發生的機率到底是多少？」

唔……實際上，根據一些參考資料，每一百萬個用藥者裡面，每年平均大約只會有一至兩個案例，所以參考答案是 0.0001 至 0.0002% ②③。

嘩！這個機率足以媲美中六合彩二獎的機會！

當然，就算是多麼渺茫的機會，遇到這個情況，一般而言，人們大多會離不開以下兩種想法：

第一，啤！這個概率微乎其微，幾乎接近零，輪都還沒有輪到自己，怎可能會發生在自己身上呢？所以放心服藥！

第二，嘩！這個概率雖然微乎其微，幾乎接近零，但是不代表沒可能，還是可能會發生在自己身上，所以不放心，還是不服藥！

說真的，同一件事情，不同的人往往會產生不同的觀感，這是意料中事，沒有什麼好奇怪。同一個概率，有人會買六合彩，有人不會買六合彩。同理，同是半杯水，到底是剩下半杯水？還是還有半杯水？這個完完全全因人而異，真的很難說。

但是姑且撇開其他事情不說，單是用藥，根據經驗，在大部分的情況下，相較「得」而言，人們大多會較在乎「失」，因為「得不到」只是「沒有賺」，但是「失去了」就是「不但沒有賺，而且還要賠」，簡單說，前者是「零」，後者是「負數」。所以遇到這個情況，人們大多會打退堂鼓，拒絕服藥。

所以，有時候，不管是醫生、藥劑師，還是其他醫護人員，面對這些副作用，往往可能會避重就輕，盡量將焦點集中在一些較常見的副作用上，盡量釋除用藥者的疑慮，同時避免不必要的恐慌，目的在鼓勵用藥者服藥。

在上述的例子裡，別嘌醇較常見的副作用，便是皮疹（Skin Rash）、蕁麻疹（Urticaria）。實際上，除了一些較常見的副作用外，就算是多麼罕有，還是需要提醒一下一些較嚴重的副作用。用藥者絕對應該需要擁有充分的知情權，用藥前首先必須知道相關的風險。這就是說，這些潛在的副作用，實在不該蒙在鼓裡。

所以如果是藥罐子的話，這個副作用還是會說一說、點一點。

但是既然這個用藥者已經服過這種藥，那麼，理論上，該說的，應該已經說了；該出現的，自自然然，同樣應該已經出現了。

所以藥罐子只是輕描淡寫的答道：

「你服了這種藥這麼久，有沒有發覺身體出現什麼問題？如果沒有的話，那麼這種藥應該十分安全，不必擔心。」

始終，就算是這些不寒而慄的副作用，用藥者偏偏沒有遇上，對用藥者而言，只會變得沒有意義，淪為空談，虛驚一場。

當然，如果真的想認識一種藥的所有副作用的話，最簡單、直接、詳盡的方法，便是打開這張隨盒附上的說明書，看一看裡面「副作用」一欄，便是了。因為這裡會詳細列出一種藥的所有潛在副作用，鉅細無遺，具有相當不錯的參考價值。

所以如果真的想清楚知道一種藥的所有副作用的話，不妨參考一下裡面的說明書吧！

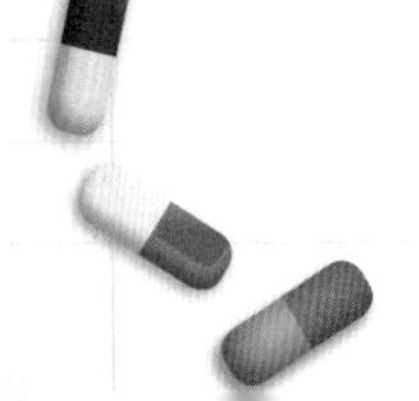

藥物情報

藥名	別嘌醇
藥物分類	黃嘌呤氧化酶抑制劑

別嘌醇，是一種痛風藥，主要的用途，不在治療痛風，而在預防痛風，在藥理上，能夠在體內進行代謝，進化成為奧昔嘌醇（Oxypurinol），不管是別嘌醇，還是奧昔嘌醇，兩者同是一種黃嘌呤氧化酶抑制劑（Xanthine Oxidase Inhibitor），作用原理，顧名思義，在抑制體內的黃嘌呤氧化酶，抑制次黃嘌呤（Hypoxanthine）轉化成為黃嘌呤（Xanthine），進而轉化成為尿酸（Uric Acid），減少尿酸的產生，從而能夠減少尿酸鹽（Urate）累積在關節滑液（Synovial Fluid）裡，減少誘發痛風的機會，預防痛風。

Reference

① Freiman A, Borsuk D, Sasseville D. Dermatologic emergencies. *CMAJ.* 2005;173（11）.

② Abela C, Hartmann CE, De Leo A, *et al*. Toxic epidermal necrolysis（TEN）: The Chelsea and Westminster Hospital wound management algorithm. *J Plast Reconstr Aesthet Surg*. 2014;67（8）:1026-32.

③ Thomas Harr, Lars E French. Toxic epidermal necrolysis and Stevens-Johnson syndrome. *Orphanet Journal of Rare Diseases*. 2010;5:39.

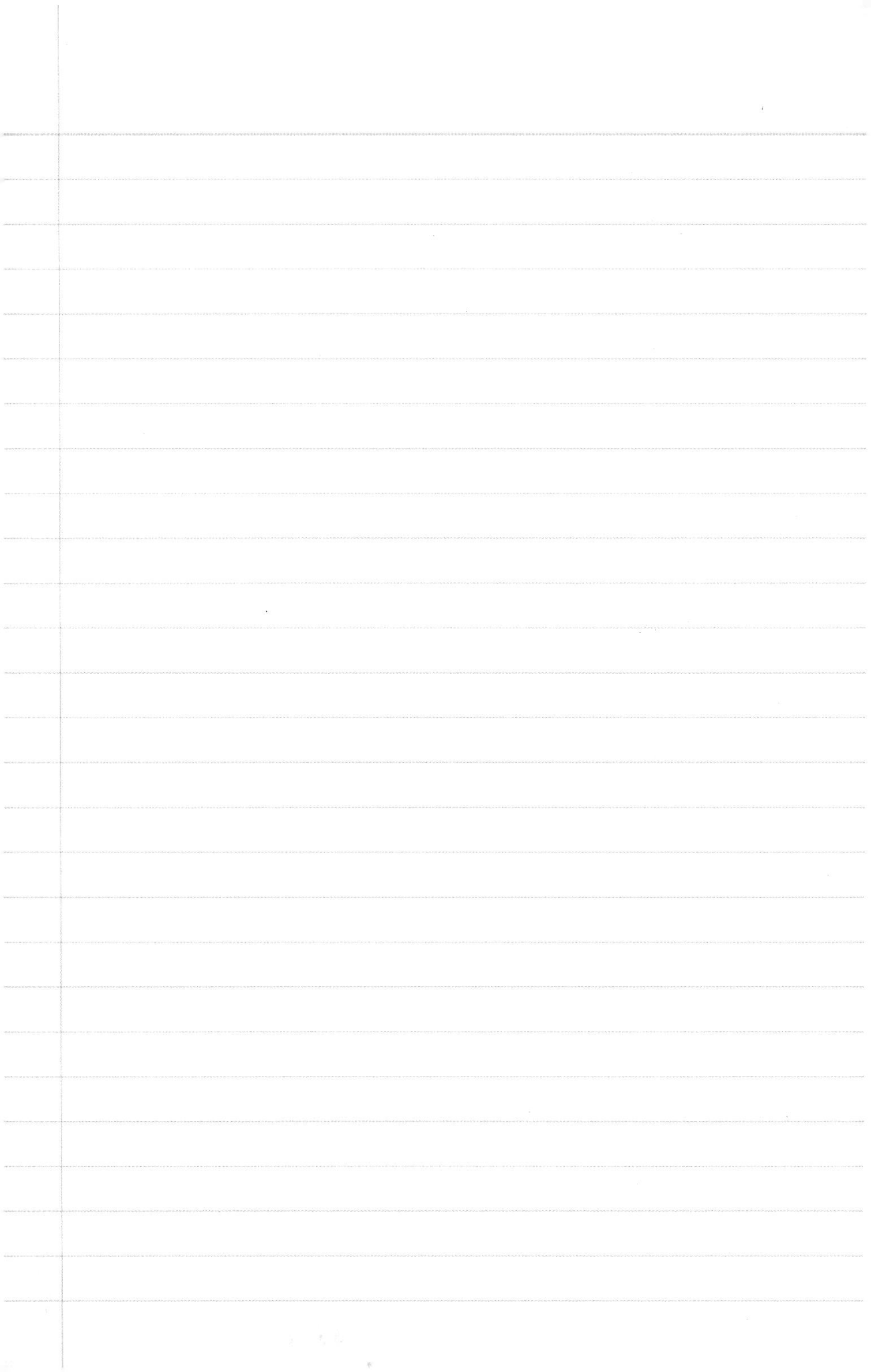

用藥

盡信書，則不如無書。

用藥，既重理論，又重實踐。

有時候，理論是一回事，現實卻是另一回事。

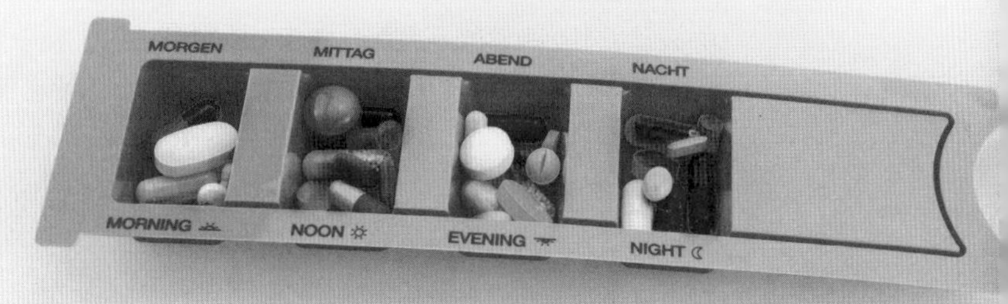

LOT:
EXP:

中西合璧？（一）

在一個晴朗的早上，晴空萬里，朝霞滿天，一切好像鍍上金黃色一樣，一個婆婆，一副瘦小的身軀，雖然眼角布滿了密密的魚尾紋，但是說話的時候，總是經常綻放笑容，如同外面的陽光一樣，燦爛炳煥，既溫暖，又溫馨，穿著一身輕便的運動服，背著一個淺綠色的背囊，散發著一股陽光氣息，拿了一些藥前來藥房打算問藥。

本來，藥房除了是一個售賣藥物的地方外，還是一個藥物諮詢的場所。

所以只要有空的話，藥房大多會盡量解答用藥者的疑難，隨時候教。當然，大前提是用藥者必須攜帶相關的藥物標籤，否則如果只是拿著一粒粒藥過來的話，沒有任何標示，俗稱「無字無花」，這樣藥房便不能分辨裡面的藥用成分，自然便不能解答相關的疑難。其實，相較藥物而言，最重要的還是藥名。真的要說的話，就算沒有藥物，單是藥名，便已經綽綽有餘，方便自己問藥。

實際上，這個婆婆直接攜帶相關的藥袋前來問藥，裡面附上相關的藥物標籤，上面寫上相關的藥名，好，很好，十分好。這樣的話，自然便能夠利己利人，事半功倍，在這個過程裡，一問一答，真的沒有什麼問題。這個婆婆絕對是一個不錯的榜樣，值得大家借鏡。

不過……這些藥袋全部是放在一個稱為「牛黃解毒片」的小藥罐裡面的。

初初，當這個婆婆還沒有將這些藥袋拿出來的時候，單是這一幕，說真的，藥罐子還以為裡面是中成藥，殊不知這個小藥罐竟然內有乾坤……這些藥袋，就像一條條蛋卷一樣捲起來，塞進這個小藥罐裡面。

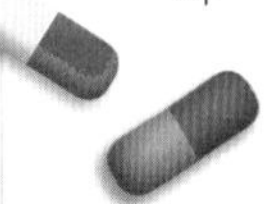

接著這個婆婆便用兩根手指，就像一把鉗子一樣，從這個小藥罐裡，如同夾公仔一樣，一包接一包，小心翼翼的夾起這些藥袋，然後一個接一個，攤開、拉直、放平這些藥袋，如數家珍，慢慢逐一放在其中一個裡面擺放西藥的玻璃櫃枱上。

這時候，藥罐子便問：

「你平時都是這樣擺放這些藥嗎？」

這個婆婆便笑著說：

「唉呀！人家看到這些醫院的藥袋，一個個散著放，有點亂，難得有一個藥罐空出來，便將這些藥袋全部塞進這個藥罐裡，既方便貯存，又不會容易丟失，不是很好嗎？」

誠然，一般而言，在貯存藥物上，藥物應該存放在一個密封、不透光的器皿，然後放置在一個陰涼、乾爽的地方，目的在製造一個密不透風的空間，作為一種保護層，隔氣、遮光、防水，阻隔外面的氧氣、光線、水分，避免藥物出現氧化、光解、水解的現象，減少藥物出現發霉、變質、變壞的機會，從而降低藥性，削弱療效，大大縮短藥物的保質期。

的確，單是這種小藥罐，如果扭緊樽蓋的話，配合琥珀色(Amber)的藥樽，無疑是一個密封、遮光的器皿，在貯存藥物上，絕對是一個理想的環境。

但是在這個案例裡，如果是這個小藥罐的話，便可能會衍生出兩個問題：

第一，這個小藥罐裡面曾經存放過一些中成藥。在這個情況下，真的較難保證裡面沒有中成藥殘留，這樣藥物便可能會受到這些中成藥的污染，從而增加交叉污染的風險，同時服用中藥、西藥，中西合璧，構成危險，不利用藥。

第二，這個小藥罐上面依然保留「牛黃解毒片」這個中成藥標籤。幸好，這次藥物是連同藥袋放進裡面的，所以人家還不會誤以為裡面是牛黃解毒片這種中成藥，但是如果藥物是從藥袋裡一粒粒的倒進去呢？這時候，人家便只能依靠藥樽上的藥物標籤，分辨裡面的藥物，便可能會增加貨不對辦的機會，誤將後來的新藥當作原本的舊藥，從而增加誤服藥物的風險，構成危險，不利用藥。

在貯存藥物上，這個藥罐並不是一個理想的器皿。

如果只是不想這些藥袋散著放的話，最簡單的方法便是用一條橡筋，將這些藥袋綁起來，這樣自然便不會東一包、西一包，對吧？

最後，各位看倌，不論有沒有宗教信仰，還是請容許藥罐子引用一段《聖經》的經文作結。

《聖經》在〈馬太福音〉中說：

沒有人把新布補在舊衣服上；因為所補上的，反帶壞了那衣服，破的就更大了。也沒有人把新酒裝在舊皮袋裡；若是這樣，皮袋就裂開，酒漏出來，連皮袋也壞了；惟獨把新酒裝在新皮袋裡，兩樣就都保全了。（第 9 章 16-17 節）

新布不會補在舊衣服上，新酒不會裝在舊皮袋裡，同理，新藥也不會放在舊藥罐裡。

除了藥盒外，藥罐子還是建議，藥袋也好，藥罐也好，藥物還是不要倒來倒去。

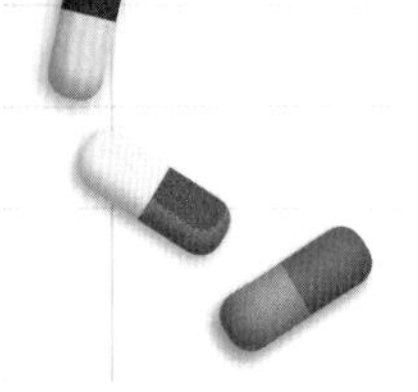

LOT:
EXP:

中西合璧？（二）

一個年約二十多歲的男生，頭上戴著一頂黑色鴨舌帽，帽尖微微折下來，帽尖下的陰影，遮蓋著半張臉，讓人看不清樣子，身上穿著一件白色圓領T恤、一條藍色牛仔短褲、一對灰色球鞋，多多少少，總是帶著一種神秘色彩，一個人前來藥房問藥。

不過真正問藥的人不是他，而是他的女朋友。簡單說，他只是代言人，不是當事人。

關於今次整件事情的來龍去脈，主要是這樣的：

在幾天前，他的女朋友不幸染病，氣管有點不舒服，日夜不斷咳嗽，便前往附近的私家診所求醫，然後服了整整三天的藥，效果還是不理想，據說情況還是很嚴重，至少仍然不斷咳嗽，還未能夠有效止咳，這個男生剛剛途經藥房，便順便前來藥房，問一問到底有什麼辦法。

首先，一般而言，大部分的咳嗽大多只是一些自限性病症（Self-limiting Disease），在正常的情況下，不論有沒有服藥，大約在幾天內便會自行痊癒，所以如果咳嗽已經持續一段時間的話，例如超過兩星期，還是沒有紓緩症狀、改善情況，一般建議盡快求醫處理，探討一下潛在的病因，從而針對病源，對症下藥。①

實際上，關於市面上的止咳成藥，暫時還沒有太多的證據支持或反對相關的止咳療效。②話雖如此，在藥理上，一般假設咳藥水還是可能存在一定的作用原理，例如咳藥水甘甜的味道能夠影響體內內源性類鴉片（Endogenous Opioids）的產生，透過延髓（Medulla Oblongata）裡的孤束核（Nucleus Tractus Solitarius），調控咳嗽的反應，在相當程度上，達到止咳的效果。③

不過這不是本文的重點，所以暫時到此為止。

當然，不管這個男生是當事人，還是代言人，在這個情況下，還是需要詢問一下當事人的實際情況，透過一系列的問題，引導當事人提供一些基本資料，目的在進一步評估當事人的具體情況，從而能夠挑選適當的藥物，調配適合的清單。舉例說……

當事人說「嚴重」，到底有多嚴重？日咳？夜咳？乾咳？痰咳？

當事人說「藥效不理想」，到底有多「不理想」？咳嗽有沒有少一點？有沒有輕一點？

簡單說，「嚴重」、「不理想」都是一些主觀的描述、模糊的概念，你的「嚴重」不一定是我的「嚴重」，你的「不理想」不一定是我的「不理想」，所以必須透過一問一答，將這些主觀的描述、模糊的概念，轉化成為一種客觀的表述、清晰的表達，作為重要線索，這些資料才會有實際的參考價值。

除此之外還有一個重要的問題，便是問清楚醫生到底開了什麼藥！只要透過瞭解用藥者手上的藥物，便能夠粗略刻畫用藥者服藥前的實際情況，供藥房參考，方便隨後的配藥工作。

於是這個男生便對著智能手機說話，應該是透過即時通訊軟件，直接問另一端的女朋友。

沒想到，對話的另一端便傳來一段這樣的訊息……

這個男生看了一看這段訊息，樣子便好像有點為難，一臉無奈說：

「唔……她說那些藥已經丟掉了，所以不知道服過什麼藥。」

當然，有，固然好，沒有，一樣無妨。如果是這樣的話，過往曾

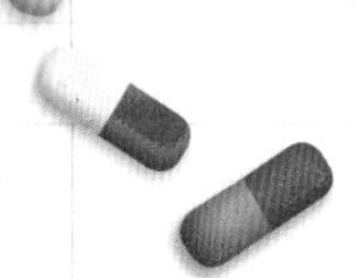

經看過什麼醫生、服過什麼藥，全部便像粉筆字一樣，一個粉擦，抹一抹，一乾二淨，前塵往事，一筆勾銷，一切從零開始，重新配藥，便是了。

本來，根據劇情發展，雖然當事人擁有完美的不在場證據，但是透過代言人（正確一點說，應該是智能手機），遠距離配藥，還是可以做得到的，所以，一般而言，問題不大。

殊不知，這段訊息原來還有下文……

這個男生便繼續支支吾吾說：

「原來她現在已經看過中醫，正在服用中藥了……」

聽罷，藥罐子便答道：

「既然人家已經服用中藥，那麼不如讓她試試看，能不能奏效，再作決定。」

噯！藥罐子當然不是小器，只是因為不知道對方正在服用什麼中藥，還沒有掌握這項重要情報，在這個前提下，自然不敢輕舉妄動，貿然主張「中西合璧」這種治療方案。

為什麼？

因為不管是中藥，還是西藥，藥仍然是藥，不分國籍，所以同服中藥、西藥，兩者還是可能會出現相互作用的風險。

不論中西，兩種藥物同在一起，除了井水不犯河水外，只有兩種可能：不是相生，便是相剋；不是更好，便是更壞。在用藥上，這就是說，如果真的出現相互作用的話，那麼，不是「1 + 1 > 2」的「協同效應（Synergic Effect）」；便是「1 + 1 < 2」的「配伍禁忌（Contraindications）」。

所謂「配伍禁忌」，是指同時服用兩種藥物的時候，兩者會產生相互作用，互相抵銷對方的藥性，不是一勝一負，便是兩敗俱傷，即是俗稱的「相沖」現象了。

舉例說，當歸、華法林（Warfarin）便是一對歡喜冤家，兩者同時擁有抗凝血的功能，一中一西，同時服用便可能會增加出血的風險，構成危險。

所以藥罐子一般不會主動建議中藥跟西藥同服，因為裡面存在太多不確定性，不管是中醫，還是西醫，如果正在服藥的話，不管是中藥，還是西藥，求醫前請揚聲，告訴醫生、醫師自己正在服用這些中藥、西藥，以策安全。

Reference

① Alison Blenkinsopp, Paul Paxton, John Blenkinsopp. Symptoms in the Pharmacy: A guide to the management of common illness. *Wiley-Blackwell*. 5th ed. 2006:29-40.

② Schroeder K, Fahey T. Over-the-counter medications for acute cough in children and adults in ambulatory settings. *The Cochrane Library*, issue 4. Chichester, UK: Wiley & Sons, 2004.

③ Eccles R. Mechanisms of the placebo effect of sweet cough syrups. *Respir Physiol Neurobiol.* 2005; Dec 1[Epub ahead of print].

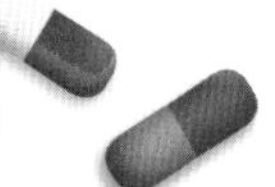

此一時？彼一時？（一）

LOT:
EXP:

有一次，一個婆婆，瘦骨嶙峋，微微彎著腰、駝著背，穿著一身運動服，揹著一個小背囊，剛剛在藥房裡買了一條五盒裝的盒裝面紙，然後從背囊裡拿出兩包從公立醫院領回來的藥袋打算問藥。

有些長者就是這樣子的，明明是問藥，但是光是問藥又總是感到有點不好意思，便順便買點東西，光顧一下，避免給人一種「混吉」的感覺。

問題是，貨品種類繁多，那買什麼好呢？原來紙巾是一個不錯的選項。不管是盒裝紙巾，還是包裝紙巾，總之作為一種生活上的必需品，不但價格便宜，而且不管是居家備用，還是外出傍身，總有可能會用得上，相較其他日用品而言，消耗量亦會較大、較快，自然較常需要補給，較少會出現囤積的問題。

在營業時間內，藥房其實是門常開的，基本上，只要藥房能夠騰出時間的話，除非來者不善，否則藥房大多會來者不拒，隨時候教。所以不需要禮數，只需要禮貌，便是了。

好吧！話說回來，鏡頭一轉：

唔……看一看，雖然藥袋已經皺巴巴，上面已經添上不少摺痕，藥物標籤的紙質已經發黃，油墨已經褪色，但是還是可以勉強看得到相關的標示的。

哦，原來是撲熱息痛（Paracetamol / Acetaminophen）這種退燒止痛藥跟 Naproxen 這種非類固醇消炎止痛藥（Non-steroidal Anti-inflammatory Drugs, NSAIDs）。

因為這兩種藥不是本文的重點，所以關於這兩種藥的藥理、適應症、服用方法、副作用、注意事項，藥罐子在這裡便不多說了。

本來，故事發展到這裡一切順利。

不過，藥罐子發現了一件奇怪的事情……

這兩個藥袋裡面，怎麼會好像蓋上一層白霧似的，朦朦朧朧呢？

再看一看藥物標籤……咦……13/11/201……4？

不看不知道，這兩包藥的配藥日期原來是 2014 年。

各位看倌，如果留意一下公立醫院的藥物標籤的話，在右下角的位置，一般會寫上配藥日期，讓人知道這包藥是在何年何月何日領回來的，從而能夠推算這包藥的有效日期。

根據《美國藥典》，如果是這類散裝藥的話，存放的期限，一般不建議多於六個月。①

換言之，這兩包袋已經過期。

再說，根據這兩包藥上的藥量（各一百六十八粒）、服法（一個是一天四次，一個是一天三次），真的按照指示服用的話，應該沒有藥剩下來，那麼裡面為什麼還會有藥呢？這根本說不通，而且定期覆診，依時領藥，還是會領新藥回來，自然不需要服這種舊藥，所以這些舊藥根本不應該存在！

從大藥罐（俗稱「原樽」）倒出來的這一刻開始，這些散裝藥在接觸外面的空氣後，除了可能會增加氧化、水解的機會外，還可能會增加沾染細菌、霉菌、污染物的機會，便可能會增加藥物發霉、變壞、變質，甚至失效的風險，從而大大縮短本來的有效期限。

同時，藥物放在家裡，跟醫院、診所、社區藥房不同，溫度、濕

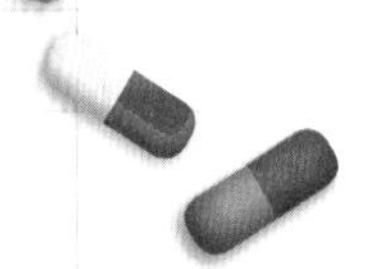

度不同，貯存環境不同，兩者自然便不能相提並論，所以只會一般建議一個較短的保質期，例如六個月，提早解約，縮短服務承諾，以免增加用藥風險。

所以藥罐子絕對不建議服用這兩包藥。

一問之下，這個婆婆便咧嘴笑了一笑，笑著答道：

「唉呀！人家怕服藥嘛！自己又不是經常痛，所以有痛才服，沒有痛便沒有服，有什麼問題？」

哦，原來這個婆婆因為不想經常服藥（看！看！看！藥物教育，不就是這樣的一回事嗎？），便沒有完全按照服藥指示，擅自更改服法，自行將這兩種藥設定成為「需要時服」，所以便有藥剩下來了。

「既然情況又不是這樣嚴重，偶爾服一服藥便已經解決問題。那麼，為什麼不直接跟醫生說清楚，建議他開少一點藥呢？」

「唉呀！白拿白不拿，反正都要拿，拿多點，看一看門口，不好嗎？」

（又要怕，又要拿，真是的……）

「上次覆診的時候，有沒有領到新藥？為什麼不用新藥呢？」

「嗄！這些藥（她指的是這兩包藥），好端端的，沒穿沒爛，還可以用嘛！」

（其實，這些藥裡面可能已經變質，甚至失效，只是肉眼看不見而已……）

「這些藥，放了這麼久，看一看，好幾年了，其實已經過期，已經無效，所以還是不要服了。不如丟棄吧！」

但是，單是這個婆婆的眼神，藥罐子可以肯定她是大多不會這樣做的。

這也難怪，說真的，長者一向念舊，很少會願意捨棄這些昔日曾經幫助自己消災解厄的藥物，主動丟棄這些舊藥。沒有多少長者真的可以拿得起，放得下。

問題是，如果留著這些前朝餘孽的話，難保不會混淆舊藥、新藥，從而誤將舊藥作新藥，便會增加出現誤服的風險。還有，如果這些過期藥已經變質的話，固然可能會破壞藥物本來的藥性，讓藥物不能如常發揮百分百的藥效，增加失效的風險。同時，如果這些過期藥已經變壞的話，還可能會沾染細菌、真菌，導致藥物受到污染，從而出現感染的風險，這時候便會得不償失。

最後，藥不是古董，更加不是葡萄酒，放得愈久，價值便會愈大，價錢便會愈貴，而是跑車，從剛剛落地的這一刻開始，便已經出現折舊，而且放得愈久，折舊的速度只會愈快。

所以還是揮劍斬情絲，丟棄這些藥吧！

Reference

① U.S. Pharmacopeia and National Formulary（USP29-NF24）. Chapter 795, "Pharmaceutical Compounding – Nonsterile Preparations", available at: http://www.pharmacopeia.cn/v29240/usp29nf24s0_c795.html（Accessed 18 June 2016）.

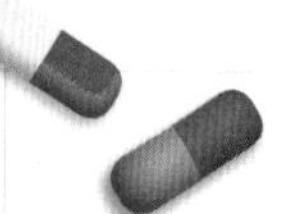

此一時？彼一時？（二）

LOT:
EXP:

今次的事件很簡單，主要是這樣的：

有一天，在下午大約兩時的時候，一個年約四、五十歲的女士，圓圓的臉龐，紅紅的嘴唇，曲曲的秀髮，額頭架著一副俗稱「烏蠅眼鏡」的墨鏡，穿著一件粉紅色的短袖 T 衃、黑色的過膝褲、白色的涼鞋，拿著一包藥袋前來藥房配藥。

據說這個女士曾經在藥房裡配過其中一種鼻敏感藥，服用後覺得效果不錯，便打算再次配回這種藥，繼續用來紓緩一下鼻敏感的症狀，所以這一次她便帶回上次的這個藥袋前來配藥。

藥罐子看過這個藥袋後，哦，原來是 Loratadine 這種藥。

既然上次曾經配過的話，那麼在正常的情況下，除非缺貨，否則藥房當然會有存貨，所以真的要配藥的話，問題不大。

這兩次配藥的情況真的可以說是一模一樣，唯一的不同只在數量。

這個女士希望這一次能夠多配一點藥，放在家裡居家自用，看一看門口，便說：

「今次我想配三十粒，放在一個膠樽裡。」

說真的，這種藥只是一些常用藥物，而且鼻敏感算是一種慢性病，有時候，可能需要長期服用一段時間用來控制病情，所以這些藥偶爾會出現大手買入的情況，並不稀奇，絕對不是什麼敏感資料，更加不用刻意對外披露。

但是這不是本文的重點，真正的重點落在隨後的一句話……

這句話便是……

「對吧！麻煩你在膠樽上寫上這種藥的有效日期吧！」

寫上有效日期，本來能夠讓用藥者知道這種藥有沒有過期、有沒有失效，在貯存藥物上，絕對擁有實際的存在價值。

在包裝上，所有藥物都會寫上有效日期，不是嗎？

問題是，這個日期有沒有效、成不成立，背後存在一個很大的前提，只是不適用於這個情況。

這個大前提，便是……

這是散裝藥，不是原裝藥。

所謂「散裝藥」，就是從原裝藥倒出來的藥，不管是放進藥袋裡的藥片，還是倒進膠樽裡的藥水，不管是醫院、診所，還是社區藥房，這些散裝藥大多不是在無菌的環境下調配出來的，所以在調配的過程裡，裡面的藥物便可能會接觸外面的空氣，除了可能會增加氧化、水解的機會外，還可能會增加沾染細菌、霉菌、污染物的機會，從而大大縮短本來的有效期限，還沒有待到真正的有效日期，裡面的

藥物情報

藥名	Loratadine
藥物分類	抗組織胺

Loratadine，在藥理上，是一種抗組織胺（Antihistamine），作用原理，顧名思義，在抗衡組織胺（Histamine），從而紓緩很多傷風、感冒、過敏的症狀，例如打噴嚏、鼻子痕癢、眼睛痕癢、流鼻水、流眼水，同時，相較其他抗組織胺而言，因為這種藥的親脂性較小，血腦障壁（Blood-brain Barrier）的穿透性較低，所以較不容易進入大腦，較少出現嗜睡的副作用，從而能夠減少對日常生活的影響。

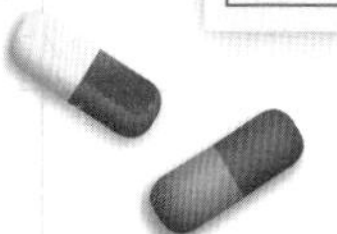

藥物便可能已經出現發霉、變壞、變質，甚至失效的風險。

在這個情況下，這個所謂的「有效日期」只是一個毫無意義的日子，實在不能作為一種參考的依據。

同時藥物上的有效日期表示的只是藥物還在醫院、診所、社區藥房的時候，在相關的貯存環境下，所得出來的日子。用藥者將這些藥物帶回家裡的時候，溫度不同、濕度不同，貯存環境大相逕庭，這就是說，標籤上的有效日期只不過是一個相對的參考值，絕對不能盡信！

問題是，既然本來的有效日期已經宣告無效，那麼這種散裝藥一般可以貯存多久？

唔……根據《美國藥典》所提供的參考答案，如果是這種散裝藥的話，存放的期限一般不建議多於六個月。①

在這個情況下，藥罐子會建議與其寫有效日期，倒不如寫配藥日期，從而方便用藥者計算真正的建議有效日期。

Reference

① U.S. Pharmacopeia and National Formulary（USP29-NF24）. Chapter 795, "Pharmaceutical Compounding — Nonsterile Preparations", available at: http://www.pharmacopeia.cn/v29240/usp29nf24s0_c795.html（Accessed 18 June 2016）.

此一時？彼一時？（三）

LOT:
EXP:

這一次，一個年約二、三十歲的女生，一張瓜子臉，雙眉修長，五官端正，膚色白皙，身材苗條，身穿一間銀行的制服，前來藥房，不用問，一定是銀行職員吧？

唔……主要的目的當然不是前來介紹今期最新的存款、貸款優惠。要是這樣的話，這篇文章便不用繼續寫下去。

好，說回正題，據說這個女生可能是經常長期對著電腦，雙眼開始有點乾澀，弄的有點不舒服，需要不斷眨眼，紓緩相關的症狀，過往一直使用市面上其中一種品牌的眼藥水滋潤雙眼，便希望能夠配回這支眼藥水，繼續滋潤一下乾澀的眼睛，紓緩一下眼乾的症狀。

這個女生便直截了當說出這種眼藥水的牌子名出來，問藥罐子藥房有沒有這種眼藥水。

對，如果是配藥的話，相較藥物而言，最重要的還是藥名。實際上，就算沒有藥物，單是藥名，便已經綽綽有餘，方便藥房配藥。

不過這還要看是成分名，還是牌子名。

香港市面上至少有不下數萬種藥物，單是眼藥水便已經可以有數十種，所以藥罐子經常強調，如果只是拿牌子配藥的話，不是不行，但是如同大海撈針一樣，往往一波三折，經常會碰釘子，命中率真的微乎其微。

但是暫時姑且不論產品質素，如果是一些大牌子的話，廣告多、宣傳多，曝光率高、知名度高，這樣的話，問得多、找得多，針對這些「廣告貨」，不管是商業上的考量，還是實際上的運作，理論上，一間藥房大多便可能會存入這些大牌子，貼一貼題，看一看門口，方便用藥者能夠購買相關的產品，維持藥房貨品齊全的形象，作為招徠吸引顧客。

話說回來，這支眼藥水的真正身分，其實只是其中一種人工淚液（Artificial Tears）。同時，這款人工淚液便是其中一種大牌子，家喻戶曉，街知巷聞，所以除非供應商缺貨，否則藥房大多會有存貨，真的要配的話，問題真旳不大。

本來貨銀兩訖，一手交錢，一手交貨，交易完成，文章結束。

沒想到，這個女生接過這盒眼藥水後，轉一轉，看一看，便指著盒面「有效日期」一欄，問：

「保質期限，有沒有遠一點？」

唔……藥罐子看過這盒眼藥水盒面所標示的有效日期後，倒是有點意外。

說真的，換是藥罐子的話，就算是即開即用，有效日期當然愈遠愈好，同一種產品，同一個期限，日期愈遠，自然便代表產品愈新鮮，不是嗎？在保質期上，捨近取遠，本是常態。所以，讓藥罐子感到意外的，不是這個問題，而是……

「唔……這支眼藥水還有整整一年的期限……」

嗳！剛剛不是說過，不是這個問題嗎？

所以這不是重點，真正的重點，是……

暫時姑且撇開其他藥品不說，單是眼藥水，就算這個有效日期寫得多遠，只要沒有過期的話，在使用上，一樣沒有太大的差異，因為這支眼藥水大多撐不過盒面所標示的有效日期。

為什麼？

答案很簡單，這盒眼藥水的盒面，其實同時寫著這句話：

「注意：開蓋三十日後，請勿使用。」

所以名義上，這支眼藥水的確還有一年的壽命，這點無錯。但是開封後只能活三十天。

姑且不論這個日期到底是三十天，還是四星期，即二十八天，實際上，在芸芸眾多藥品裡，大部分的眼藥水都會標示這個藥物標籤。

主要的原因，是因為相較其他藥劑製品而言，這些眼藥水裡面的防腐劑濃度一般會較低，目的在減少對眼睛的刺激，所以開啟眼藥水後，裡面的藥水便會開始接觸外面的空氣，便可能會沾染細菌、霉菌、污染物，自然便可能會大大增加藥物受到污染的機會，導致發霉、變壞、變質，從而大大縮短本來的有效期限。

所以，一般建議，如果是這些眼藥水的話，開蓋後的服務承諾只能維持一個月，逾時即棄。

問題是，連藥罐子在內，人們大多未必會清楚記得自己到底是在何年何月何日開啟這支眼藥水，從而較難計算真正的保質期限。實際上，大家往往只會知道這支眼藥水本來的有效日期。為什麼？

原因很簡單，四個字：白紙黑字！

對，這個日期印在盒面上，一字不差。只要看一看，不就是一清二楚嗎？

所以，一般建議，開封後第一件事就是用一支筆寫上開啟的日期，方便用藥者計算實際的保存期限。

順帶一提，如果配戴隱形眼鏡的話，一般不建議使用一些含有

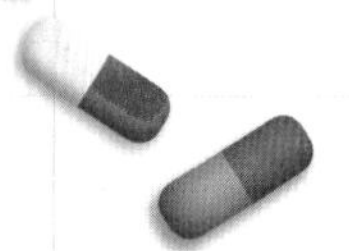

Benzalkonium Chloride 這種防腐劑的眼藥水，因為這種防腐劑可能會黏附在隱形眼鏡上，在配戴隱形眼鏡的過程裡，便會接觸眼角膜，除了可能會產生過敏外，還可能會損害眼角膜，誘發角膜炎（Keratitis），最後潤眼不成反傷眼。

要解決這個問題，最簡單、直接的方法，便是「棄車保帥」，棄「防腐劑」保「眼藥水」，簡單說，就是不用防腐劑，因為防腐劑是其中一個禍因，沒有防腐劑，自然便沒有這個問題，對吧？

不過沒有這個問題，不代表沒有其他問題。實際上，作為一種藥用輔料（Excipient），防腐劑的主要用途便是延長藥品的保質期，沒有防腐劑，自然便會犧牲保質期，所以這些不含防腐劑的眼藥水，在設計上，一般會採用較小容量的獨立排裝，因為這些眼藥水開啟後，真的活不了多久，藥水太多，反而用不上，平白浪費藥物，不符合成本效益。除非特別註明，它們一般只能維持十二個小時，對，連一天都撐不過，真的可以說是命不久矣。

好吧，既然有人問，藥罐子便看一看這些眼藥水，看過後，便答道：

「唔……不好意思，沒有，全部都是同一個期。」

這個女生便答道：

「哦，不要緊。」

有時候，人家希望要一個遠一點的保質期，可能只是嘴巴說說罷了，未必真的這樣在意，有，固然好，沒有，一樣無妨。

咬碎服藥，好不好？（一）

不久前，在下午的時候，一對年輕的小男女，各自穿著一身中學生校服，一左一右，肩並肩，前來藥房打算配藥。

其後，女同學便從男同學的手上，接過一部智能手機，滑了一會兒後，便對著手機屏幕，像朗讀一樣，問：

「請問你們有沒有一種稱為『F-a-m-o-t-i-d-i-n-e』的藥？這應該是一種胃藥，對嗎？」

關於整件事情的來龍去脈，主要是這樣的：

據說最近這個女同學的胃有點不舒服，經常隱隱作痛，曾經服用市面上其中一種品牌的胃藥，還是覺得效果未如理想，痛還是痛，便打算轉藥，嘗試服用這種藥，試試看，能不能奏效。

實際上，Famotidine 是一種常用的胃藥，絕大部分的藥房大多會貯存這種藥，從而能夠提供完善的配藥服務，所以基本上藥房會有存貨，問題不大。而且在配藥上，相較牌子名而言，單是拿著成分名配藥，靈活性較大，不會衍生「相同成分，不同牌子」的難題，簡單說，沒有指明牌子，便不用挑來挑去，只需要拿其中一種含有相同成分的非專利藥，便是了。這樣同藥可以不同樣，選擇較多，彈性較大，自然便能夠增加成功配藥的機會。

話說回來，這個女同學只是抱著「試藥」的心態，所以一開始並沒有要求什麼牌子。當然，不用挑牌子，不代表不用挑。舉例說，在這個例子裡，相較原裝藥而言，散裝藥便可能是一個較理想的選項，只是調配兩、三天的藥量，試試看，既不會浪費藥物，又不會虛

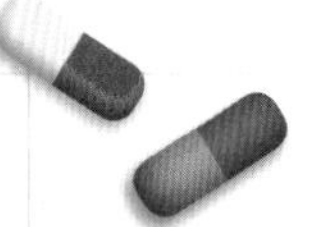

耗金錢。

所以藥罐子便執了其中一種品牌的 Famotidine 出來，一包十粒，放進一包藥袋裡面，交給這個女同學，建議她服這包藥。

殊不知，女同學看過這包藥後，樣子好像有點為難，便支支吾吾說：

「唔……這粒藥有點大……有沒有小一點？」

這一刻，藥罐子倒是有幾分意外。根據經驗，人們大多擁有「藥片愈大，劑量愈大，藥效愈大」這種先入為主的觀念，所以，有時候，一些藥廠為了迎合用藥者這種主觀印象，如果是非專利藥的話，在同時兼顧成本效益的大前提下，大多會盡量將自家藥物弄的大一點，至少不會小於其他藥廠，目的在加強產品競爭力，增加市場佔有率，希望能夠脫穎而出，逐鹿中原，分一杯羹。

她可能看到藥罐子一臉詫異的表情，便帶著幾分慚愧的語氣，輕聲細語，連忙繼續說：

「其實，從小開始，我便很怕吞藥……」

哦，原來如此。

然後藥罐子便好奇問：

「那麼，要是這樣的話，妳平時要如何服藥呢？」

這時候，她便稍微調高音量，連想都不用想，直接答道：

「哦，有藥水便用藥水，不就行了嗎？」

聽罷，藥罐子便繼續好奇問：

「如果沒有藥水的話呢？」

然後她便繼續答道：

「這個……便要將一粒藥咬碎，然後用水送服。」

首先不論什麼原因，在吞嚥藥物上，遇到困難不是一種罪，這可能是生理上的問題，例如昏迷，或者可能是心理上的問題，例如恐懼，所以實在不需要自慚形穢，更加不需要覺得難以啟齒。因為你不說，人家不會知道，要是這些藥真的太大的話，不敢服藥固然幫不上忙，勉強服藥弄的自己吞不下去，一樣幫不上忙。

但是如果可以的話，藥罐子還是會鼓勵用藥者嘗試解決吞嚥藥片的問題。

背後的原因，主要有以下三個：

第一，在劑型上，一種藥未必會擁有藥水這種劑型，這時候便可能需要自己動手 DIY，自行調配，磨粉、沖水，耗時費力。

第二，在劑型上，並不是每一種劑型都能夠咬碎服的，例如膠囊、腸溶片（Enteric-coated Tablets）、緩釋片（Sustained Release）、控釋片（Controlled Release）這些劑型。

膠囊自不用說，因為藥物是以粉狀的形態，透過膠囊這個載體盛載藥物，所以如果弄碎膠囊的話，裡面的藥粉便會散落一地。

至於腸溶片，顧名思義，是指「在腸道溶解的藥片」，主要的目的，是希望讓藥物能夠繞過胃部，從而能夠直達小腸進行消化、分解、吸收。

一般而言，腸溶片的設計主要是在藥物的外層塗上一層薄薄的膜衣，確保藥物的有效成分能夠順利通過胃部，直達腸道，安全上壘，讓藥物可以在小腸溶解、釋放、吸收。簡單說，就是「只溶於腸，不溶於胃」。

所以如果弄碎腸溶片的話，便會破壞這層膜衣，便可能會提早在胃部釋放藥用成分出來，導致藥物在胃部進行分解，破壞藥性，從而減低藥物的生體可用率，削弱藥效，或者刺激胃壁，增加胃酸的分泌，減少胃黏膜的分泌，從而增加對胃部的刺激，構成副作用。

至於緩釋片、控釋片，是指在特定的釋放介質中，緩慢釋放藥物的劑型。

這些劑型，一般會採用水不溶性、脂溶性的物料作為載體，透過降低藥物的溶解度、增加藥物的黏度，從而控制藥物的溶出速率、掌握藥物的擴散速度，目的在延長藥物的溶解時間，延緩藥物的釋放速度，拉平了藥物的濃度，拉長了藥物的時效，讓藥效趨向平穩、固定、持久。

緩釋片、控釋片，就像將藥物放在一個網裡面，透過網口的大小、黏度，減慢藥物的釋放。

所以如果弄碎緩釋片、控釋片的話，裡面的藥物便會一下子釋放出來，一來加快了藥物釋放的速度，縮短了藥物的療效時間，二來增加了藥物的濃度，加強了藥物的毒性，增加了副作用的風險。

第三，在藥性上，並不是每一種藥物都能夠咬碎服的。

舉例說，一些雙磷酸鹽（Bisphosphonate），例如 Alendronate，在藥理上，是一種骨質疏鬆藥，一般不會建議咬碎服，因為如果藥物依附在食道的話，便可能會對食道黏膜產生刺激，誘發食道炎（Oesophagitis），甚至食道潰瘍（Oesophageal Ulcers），所以最理想的服法，是配合一杯清水整粒吞服。

雖然，單是看這個女同學的年紀，暫時應該沒有這個問題。但是今天沒有，不代表明天沒有，明天沒有，不代表將來沒有。

當然，這個問題絕對不是一時三刻可以解決的。

於是，藥罐子便拿了另一款藥出來，說：

「好的，無問題！看看這個大小，行不行？」

然後轉移視線，斜望著男同學，笑著說：

「喂！人家男朋友仔，教一教女朋友怎麼吞藥喇！」

聽罷，男同學便低著頭，掩著嘴角，沉默不語，只是一直偷笑。

然後女同學便開口說：

「其實……我們是兩姐弟，他是我弟弟……」

嗄？

幸好，藥罐子情急智生，立刻補上一句話：

「嘩！妳真的保養得不錯！」

果然，人不可以貌相……

藥物情報

藥名	Famotidine
藥物分類	H2 受體拮抗劑

Famotidine，在藥理上，是一種 H2 受體拮抗劑（H_2 Antagonist），顧名思義，作用原理，在透過阻斷組織胺（Histamine）跟胃壁細胞（Parietal Cells）裡的 H2 受體（H_2 Receptors）結合，抗衡組織胺，抑制胃酸分泌，用來治療、預防一些消化系統的病症，例如消化不良、胃灼熱。

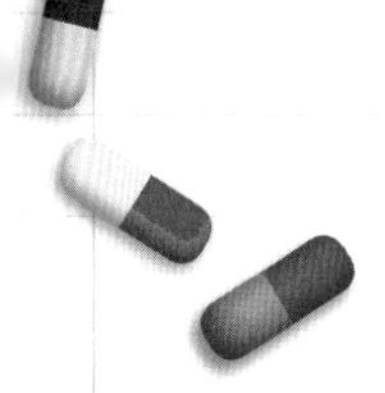

咬碎服藥，好不好？（二）

LOT:
EXP:

有一天，在上午大約十一時半的時候，一個年約三十多歲的母親，中等身材，身穿一件粉紅色的短袖T恤、一條淺灰色的棉質短褲，腳蹬一雙黑色的拖鞋，一個人前來藥房打算問藥。

這個母親，甫進藥房後，便隔著其中一個裡面擺放西藥的玻璃櫃枱，問藥罐子一個問題。

這個問題便是……

「咬碎服藥，其實行不行？」

唔……

對吧！關於整件事情的來龍去脈，主要是這樣的：

據說這個母親自稱擁有一個六歲的兒子，經常需要服六、七種藥，不可謂不多。不管是「一病多藥」，還是「多病多藥」，多重用藥（Polypharmacy）本來已經是一個問題，除了可能會減少用藥的依從性外，同時還可能會增加用藥的配伍禁忌（Contraindications），不利用藥。

沒想到，除此之外，這個兒子原來還有另一個問題……

唔……不，不，不，正確一點說，這不是一個問題，只是一個習慣而已……

不知怎的，這個「小小藥罐子」擁有一個小小的習慣，不論是什麼藥，放進嘴巴後，就是喜歡咀嚼這些藥，吞進肚子前，總是喜歡咬碎這些藥。

這個母親知道兒子擁有這個習慣後，內心便開始有點疑惑，想來想去，就是不知道這種服法到底是好習慣，還是壞習慣，後來想著想著，與其想倒不如問，問清楚、弄清楚，弄個明白，便打算前往附近的藥房，諮詢一下藥房的意見，釐清一下心裡的疑問，問一問這種服法到底有沒有問題。

說真的，如果是小孩子的話，這個情況三不五時會發生，絕對不是一件新鮮的事情。

主要的原因，離不開以下三個：

第一，在性格上，小孩子天生便是一個冒險家、歷奇者，擁有旺盛的好奇心、求知慾，不論是什麼，不管是食物，還是玩具，總是很喜歡將這些東西放進嘴巴裡，咬一咬、舔一舔、啜一啜，看一看，試一試到底是什麼味道。

藥物自然沒有例外。

第二，在操作上，不管是不能，還是不為，小孩子暫時還是未必能夠成功克服「吞服」這種服法。

這可能是生理上的問題，例如學不會吞嚥的動作，不會吞藥，或者可能是心理上的問題，例如衝不破哽噎的恐懼，不敢吞藥。

說真的，就算是成人，同樣可能會遇到這些難題，何況是小孩子呢？

第三，在調配上，除了藥用成分外，有時候，不論是不是兒科，面對同業的競爭，一些藥廠還可能會添加賦色劑（色素）、賦味劑（調味料）這些藥用輔料（Excipient），上色調味，改善外觀、口感，盡量擺脫「苦口良藥」這種根深柢固的服藥觀念，將藥物的色、香、味，弄的好像糖果、果汁一樣，鼓勵兒童服藥，加強服藥依從性，在商業上，同時提高產品競爭力，增加市場佔有率，一面砌牆兩面光。

看，現在單是藥物的外觀、形狀、味道、氣味，有時候，如果不仔細看清楚的話，大家真的能夠分辨藥片、藥水跟糖果、果汁的區別嗎？

所以面對這些津津有味的藥物，哪會有不仔細品嚐的道理呢？

聽罷，藥罐子便答道：

「唔……這個……有些可以，有些不可以，需要看一看到底是什麼藥。」

各位看倌，看到這裡，可能會破口大罵：

「喂！藥罐子，這算是什麼答案嗎？這個答案，既沒有說可以，又沒有說不可以，簡單說，怎麼說都可以，隨便你怎麼說，總是給人一種模棱兩可的感覺。這個答案未免有點官腔，你在迴避問題嗎？」

對！絕對同意！乍看之下，這種說法好像說了等於沒說一樣，顯然是廢話，但是絕對是實話。

此話何解？

舉一個簡單的例子，就算是胃藥，並不是所有的胃藥都可以咬碎服的。其中，如果是抗酸劑（Antacid）的話，在藥理上，主要是一些鹼鹽，一般便建議咬碎服，跟咀嚼食物的原理一樣，目的在增加藥物的表面面積，加快中和胃酸的速度，促進中和胃酸的效率，增強藥效，加速藥效。至於如果是質子泵抑制劑（Proton Pump Inhibitor, PPI）的話，在劑型上，主要是一些腸溶片（Enteric-coated Tablets），一般便不建議咬碎服，避免破壞外層的腸溶衣，讓藥物提早在胃部釋放出來，導致藥物受到胃酸的破壞，削弱藥效。

說真的，在沒有其他資料的大前提下，裡面存在太多不確定性，所以一切便要視乎情況而定，真的很難說。

實際上，一種藥能不能咬碎服，主要的因素，離不開以下兩個：

一、藥物的種類

舉例說，一些藥物，例如雙磷酸鹽（Bisphosphonate），在藥理上，是一種骨質疏鬆藥，如果依附在食道內壁的話，便可能會對食道黏膜產生刺激，誘發食道炎（Oesophagitis），甚至食道潰瘍（Oesophageal Ulcers），所以一般不建議咬碎服藥，而是整粒吞服，避免弄碎藥片，導致裡面的藥物分散在口腔、食道的內壁，依附在黏膜表面，構成刺激，從而增加出現食道炎、食道潰瘍的風險。

二、藥物的劑型

一些劑型，例如膠囊、腸溶片、緩釋片（Sustained Release）、控釋片（Controlled Release），並不建議咬碎服。因為咬碎服藥便可能會破壞這些劑型的結構，導致裡面的藥物提早在體內釋放出來，不是減少藥效，便是增加副作用。（請參閱〈咬碎服藥，好不好？（一）〉一章）

話說回來，聊著聊著，藥罐子便好奇問一問這個女士的兒子到底罹患什麼病症，年紀輕輕便需要經常服藥。一種悲天憫人的情懷頓時油然而生。

當藥罐子還在質疑「上天為什麼要這麼殘忍？」的時候，沒想到，她的答案居然是……

「哦……沒什麼，只是一些維生素糖、鈣糖、魚油糖、藍莓素……」

嗄？

原來，她所指的「藥」竟然是保健產品。

唔……不過根據經驗，如果保健產品調配成為藥片、膠囊這些劑型的話，在心理上，人家往往真的可能會覺得這是一種「藥」，有時候，還可能會構成障礙，產生相當程度的抗拒，從而成為一個拒絕服用的理由。這點倒是真的。

當然，這句話未必適用於小孩子身上……

LOT:
EXP:

咳藥片 vs 咳藥水？

不久前，上午的時候，一個年約四十多歲的女士，一頭烏黑的曲髮，濃密油亮，右手拖著一部紅色的菜籃車，裡面放滿一種種食材，有果有菜，有魚有肉，前來藥房打算配藥。看來應該是一個家庭主婦，剛剛逛過附近的菜市場買菜吧？

今次的事件，主要是這樣的：

不知怎的，這個女士最近開始不斷咳嗽，除了早上咳嗽外，還會因為夜間咳嗽導致自己難以入睡，嚴重影響睡眠質素，連帶影響日常生活。所以她便想配一些止咳藥，希望能夠紓緩一下咳嗽的症狀，讓自己可以高枕無憂，好好睡一覺，一覺到天亮，既不會弄醒自己，又不會吵醒家人。

至於這到底是什麼藥，不是本文的重點，藥罐子在這裡便不多說，還是直接跳過吧！

本來，如果只是一些輕微咳嗽的話，在用藥上，一般只需要針對相關的症狀配藥，紓緩相關的症狀，簡單說，有咳止咳，有痰化痰，便是了。

當然這不是本文的重點，真正的重點落在隨後的一句話……

「對啊！對啊！……我喜歡咳藥水，不喜歡咳藥片，可以配一支咳藥水嗎？」

唔……基本上，用藥治病，藥無好壞，治者為先。只要能夠發揮療效的話，達到治療的目的，那麼，不論是什麼劑型，不管是藥水，還是藥片，又有什麼問題呢？這就是說，只要能夠解決用藥者的問題，藥罐子一定會盡量回應用藥者的訴求，盡力滿足用藥者的要求，放心，絕對沒有問題。而且不管是藥片，還是藥水，究其根本，只不過是一種載體而已，未必會影響療效，試問又有什麼關係呢？

但是這番話不禁讓藥罐子聯想到一個屢見不鮮的現象：

真的要止咳的話，大家是不是真的這麼喜歡咳藥水呢？

根據經驗，在芸芸眾多常用藥物裡，除了止咳藥外，大家好像不會聯想到「藥片」、「藥水」這種問題，不是嗎？

於是藥罐子便訪問一下這個用藥者，探討一下背後的原因。

至於這個受訪者的答案是……

「唉呀！咳藥水同時可以順道潤一潤喉，潤喉止咳嘛！」

話是這樣說，無錯。

單是劑型，藥水跟藥片，主要的分別在藥水是液體，藥片是固體。

實際上，在調配的過程裡，咳藥水大多會添加一些緩和劑（Demulcent），例如甘油、蜂蜜、糖漿，除了能夠作為一種溶液外，還能夠提供一種甘甜味道，緩和藥物的苦澀味道，提高口感，還能夠黏附在咽喉（Pharynx）的黏膜表面，形成一層保護膜，覆蓋喉嚨，減少喉嚨受到刺激，誘發咳嗽，同時還能夠刺激口腔，增加唾液的分泌，潤滑乾癢的喉嚨，達到潤喉止咳的效果。①

但是相較其他藥用成分而言，緩和劑的時效一般會較短。不難理解，在進食的時候，不管是吃，還是喝，經過喉嚨流進食道，便可能會沖掉這層保護膜，從而削弱這層保護膜的功能，削弱功效，縮短時效。

所以相較藥片而言，藥水或許可以潤一潤喉，但是相較劑型而言，裡面的藥用成分才是真正的重點。

簡單說，誰是莊，誰是閒，這個一定要分清楚。

同時這些緩和劑，大多是一種糖，除了代糖外，可能含有很高的糖分，未必適合糖尿病人士服用。所以糖尿病人士在含服這些喉糖的時候，需要留意糖分的攝取，控制血糖的水平。

這就是說，就算是咳藥水，還是會存在一定的盲點，還是會存在一定的限制，未必真的適合所有人士服用。

最後補充一點：

不管是藥片，還是藥水，服用這些止咳藥的時候，藥物是不會直接直達氣管，進入呼吸系統，紓緩咳嗽的症狀，而是透過食道，進入消化系統，然後在腸道吸收，進入體循環，從而產生藥效，簡單說，就是「到喉唔到肺」。

這點大家千萬不要弄錯。

Reference

① Eccles R. Mechanisms of the placebo effect of sweet cough syrups. *Respir Physiol Neurobiol*. 2005; Dec 1 [Epub ahead of print]

消炎 = ？

一天下午時分，一個年約三十多歲的女士，穿著一件紅色外套、一條黑色長褲、一對黑色長靴，右肩揹著一間幼稚園的小書包，左手拖著一個胖墩墩的幼稚園學生，紅撲撲的小臉蛋上，擁有一雙水靈靈的眼睛，至於是男是女，唔……看這個髮型，應該是男孩子吧？

這個女士，甫進藥房後，便從褲袋裡拿出一個小小的白色圓形藥膏盒出來，放在其中一個裡面擺放西藥的玻璃櫃枱上，問藥罐子藥房有沒有這種藥。

藥罐子看一看這個藥膏盒上面的藥物標籤，哦，原來是從一間私家診所裡領回來的，上面只是寫上一種藥的牌子名，對，有時候，一些私家診所、社區藥房往往可能會用牌子名，取代成分名用來稱呼一種藥，這是一件經常發生的事情，沒有什麼好奇怪。

當然，一間藥房根本不可能貯存所有牌子，更加不可能認識所有牌子，所以單是牌子名，未必能夠讓藥房立刻掌握這種藥的真正身分，往往需要上網調查一下，確認清楚這種藥的廬山真面目，方便配藥。

如果遇到這些「無從判斷」的牌子名的話，最直接的方法便是瀏覽衛生署的相關網頁，輸入相關藥名，從而核實藥物的真正身分，除了可以知道藥物的牌子名、成分名外，同時還可以知道相關的聯絡人（不管是生產商、代理商，還是經銷商），方便藥房提供一站式服務，調配相關的藥物。

哦，一看之下，原來是 Hydrocortisone。

唔……這個成分，藥房倒是有很多種，遺憾的是，偏偏就是沒有這個牌子。

這樣子，藥罐子便答道：

「唔……這種類固醇，藥房有是有，只是牌子不同而已，這樣子行嗎？」

沒想到，這句話竟然會換來一臉驚訝，同時會傳來一陣嘩然……

「嗄！這種藥原來是類固醇？」

「對……這是類固醇……」

然後這個女士便指著這個圓形藥膏盒上「消炎」兩個字，問：

「這不是消炎藥嗎？又關類固醇什麼事？」

唔……其實，「消炎」是一個籠統的詞語，只是簡單概括這種藥的用途。當然，消炎、消炎，那麼，真的要說的話，到底消什麼「炎」呢？

在生物學上，發炎其實是人體體內的免疫系統所產生出來的一連串生理反應。

舉例說，人體如果出現內傷、外傷、出血、過敏、細菌感染、病毒感染的話，便會刺激體內的免疫系統，啟動相關防衛機制，開始聚集大量的白血球，釋放組織胺（Histamine）、炎性細胞因子、干擾素，舒張血管，增加血流量，從而出現紅、腫、熱的現象，目的在移除刺激物、病原體，促進受損組織復原。

至於在免疫系統上，類固醇主要有以下三種功效：

第一，類固醇能夠穩定微血管的通透性，減少滲出液的流出，達到消腫的效果。

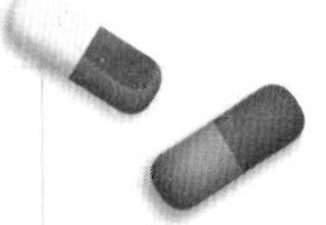

第二，類固醇能夠穩定炎性細胞（Inflammatory Cells）的細胞膜，減少組織胺的釋放，同時抑制白血球的偽足運動（Pseudopodial Movement），減少白血球聚集，達到消炎的效果。

第三，類固醇能夠干擾過敏物質的合成、儲存、釋放，達到抗敏的效果。

簡單說，類固醇可以抑制免疫系統的過敏、發炎反應，紓緩炎症。

一般而言，類固醇主要適用於紓緩一些跟致敏原、免疫系統失調相關的炎症，這些病症統稱為「自體免疫性疾病（Autoimmune Disease）」，例如哮喘（Asthma）、濕疹（Eczema）、紅斑性狼瘡（System Lupus Erythematosus, SLE）、銀屑病（Psoriasis）、類風濕性關節炎（Rheumatoid Arthritis, RA）。

綜觀這些病症，全部都有一個共同點：

不論是什麼原因，這些病症大多會觸發體內的免疫系統，從而產生一連串的反應，俗稱「發炎」。

所以，針對這些炎症，類固醇往往可能會被理解成為一種消炎藥。這是一件司空見慣的事情，已經見怪不怪。

問題是，「夫言非吹也。言者有言，其所言者特未定也。（《莊子．齊物論》）」「消炎」只是兩個字組成的一個詞語，真正的意思往往取決於不同的場合、不同的定義，簡單說，就是「一詞多義」。這就是說，同一個詞語，不同的對象，便可能會產生不同的聯想，各自表述，各說各話。

看！在中國文字上，同是「滄浪之水清兮，可以濯吾纓；滄浪之水濁兮，可以濯吾足。」同在《孟子．離婁上》、《楚辭．漁父》這兩篇文章裡，便已經可以衍生出兩種不同的意思，不是嗎？

實際上，說到「消炎藥」，除了類固醇外，同時還可能會被理解成為以下兩種藥：

一、消炎止痛藥，主要是指非類固醇消炎止痛藥（Non-steroidal Anti-inflammatory Drugs, NSAIDs）

非類固醇消炎止痛藥，主要透過抑制體內分布在發炎組織的環氧化酶 -2（Cyclo-oxygenase-2, COX-2）的活性，減少花生四烯酸（Arachidonic Acid）的代謝，從而抑制前列腺素（Prostaglandin, PG）的產生，減低因為前列腺素而誘發的炎性反應，從而收縮血管，降低血管的通透性，紓緩炎症，減輕疼痛，達到消炎止痛的效果。

一般而言，非類固醇消炎止痛藥主要適用於紓緩跟前列腺素相關的炎症，例如關節炎（Osteoartritis）、類風濕關節炎。

二、抗生素

抗生素，主要透過不同的作用原理，殺滅不同的菌種，治療不同的細菌感染。

一般而言，抗生素主要適用於跟細菌感染相關的炎症，例如中耳炎（Otitis Media）、鼻竇炎（Sinusitis）、咽炎（Pharyngitis）、喉炎（Laryngitis）、肺炎（Pneumonia）。

反過來，如果是其他感染的話，舉例說，病毒感染，例如傷風、感冒，便不需要服用抗生素。

其實，不難理解，抗生素的消炎原理，不是直接消炎，而是殺滅導致炎症的細菌，不管是殺菌，還是抑菌，總之就是移除這些病源，間接達到消炎的效果。

所以抗生素只是一種殺菌、抑菌的藥物，其實跟消炎沒有構成直接的關係。

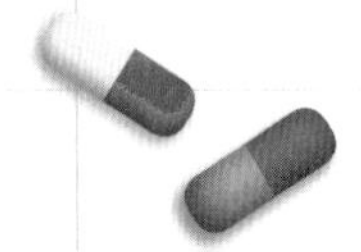

話說回來，根據經驗，除了這個女士外，很多用藥者一直抗拒類固醇，主要的原因便是副作用，唔……的確，相較而言，類固醇的副作用真的較多、較大、較廣。有時候，單是這些副作用，歸納、綜合起來，便已經足以命名為一種稱為「庫欣氏症候群（Cushing's Syndrome）」的病症，在心理上，便已經構成障礙，讓用藥者產生相當程度的抗拒，從而不敢用藥。

但是別緊張，究其根本，類固醇只是一種藥而已，只要是藥，自然便會有副作用，同時還會有適應症，這就是說，類固醇還是有一定的藥用價值的，只要正確服藥，不但安全，而且有效，還可以在旦暮之間，挽救垂危。

所以，單是「類固醇」三個字，實在不需要聞風喪膽，避之若浼，更加不需要咬牙切齒，恨之入骨。

最後還是補充一點：

下一次當大家遇到「消炎」這個詞語的時候，還是不要這麼快對號入座，「停一停，諗一諗」，理解清楚這兩個字背後的真正意思。

因為這兩個字往往可以表達至少三種不同的意思……

藥物情報

藥名	Hydrocortisone
藥物分類	類固醇

Hydrocortisone，在藥理上，是一種類固醇。

關於外用類固醇，有人曾經根據這些類固醇收縮血管的能力（Vasoconstrictive Properties），排一排名，排出一個排名榜出來，寫下一本《兵器譜》出來，將這些外用類固醇，基本上，分為七個等級，然後，整合、歸納、簡化，大致上，主要分為四個級別。

其中，Hydrocortisone，在座次上，對不起，只能敬陪末座，簡單說，在藥效上，只是一種弱效（Mild Potency）類固醇。

在使用上，一般而言，弱效的外用類固醇，主要適用於治療一些輕微的皮膚炎症，例如蚊叮蟲咬、接觸性皮炎（Contact Dermatitis）、脂溢性皮炎（Seborrhoeic Dermatitis）。

LOT:
EXP:

無睡意 = 無睡意？

不久前，上午時候，藥房迎來了一個二十多歲的女生，相貌嬌美，膚色白膩，上身穿著一件粉紅色的卡通短袖 T 恤，下身是一條黑色的短褲，腳蹬一對黑色的涼鞋，一身街坊裝，如同鄰家女孩一樣，散發著一股青春可愛的氣息。看樣子，應該是住在附近的街坊吧？

這個女生，甫進藥房後，便從褲袋裡拿出一排藥出來，然後放在其中一個裡面擺放西藥的玻璃櫃枱上，目的只有一個，不是配藥、不是問藥，而是「投訴」。

當然，真的要說的話，不管是言行，還是舉止，這個女生一舉手一投足真的算不上是投訴，正確一點說，應該算是釐清一些誤會吧？

那麼，這個女生到底在「投訴」什麼呢？

其實，關於整件事情的原委，大概是這樣的：

據說這個女生曾經前來藥房，不斷跟藥房強調對方希望能夠配一些「無睡意」的敏感藥，用來紓緩一下鼻敏感的症狀，例如流鼻水、打噴嚏，從而方便自己能夠繼續進行日常的工作。

沒想到……

「這種藥不是無睡意嗎？服藥後為什麼還會這樣睏……？」

這個女生帶著一副大惑不解的臉孔，問藥罐子這個問題。

藥罐子看過這排藥後，看一看，哦，原來是 Cetirizine 這種藥。

理論上，這種藥是第二代抗組織胺（Second Generation

Antihistamine），相較第一代抗組織胺（First Generation Antihistamine）而言，雖然較少產生睡意，不過還是可能會產生睡意的。

背後的原因，主要有以下兩個：

第一，誠然，相較第一代抗組織胺而言，第二代抗組織胺，一般較少會產生睡意。這是天下共識，這是走不掉的。

但是多少只是一個相對的概念，簡單說，「少」只是「少」，不是「零」，更加不是「無」，在用藥上，真的要說的話，「服用第二代抗組織胺，未必會產生睡意。」固然適用於沉默的大多數，但是凡事總有例外，所以這句話不一定適用於一些少數的用藥者身上。

實際上，具體一點說，根據一些參考資料，平均而言，服用第二代抗組織胺後，大約 6% 的用藥者，還是可能出現嗜睡的副作用。① 這就是說，如同第一代抗組織胺一樣，第二代抗組織胺還是未必適合一些從事需要高度注意力工作的用藥者服用，例如駕駛、操作機械。

第二，就算這些第二代抗組織胺自身不會產生睡意，但是如果跟酒精同服的話，酒精便可能會加強這些藥物抑制中樞神經系統的效果，從而可能會產生一種濃烈的睡意，給人一種昏昏欲睡的感覺，所以還是可能會出現嗜睡的副作用。

這就是說，這類藥物自然不建議與酒精同服，避免構成危險。

最後，暫時姑且撇開藥物不說，不論是什麼病症，一個人在患病的時候，身體難免會有點弱，精神難免會有點差，所以就算沒有服藥，單是病症，便已經讓人感到疲倦，從而誘發睡意，自然便會增加睡眠的意欲，睡一睡覺，充一充電，有時候，未必真的跟藥物扯得上關係。

話說回來，一般而言，遇到這個情況，解決的方法，主要有以下兩種：

一、轉藥

誠然，Cetirizine 是整件事情的主要肇因，所以轉藥是其中一個可行的方法。

常言道：「百貨應百客。」同理，百藥治百人；同一種藥，不同的用藥者，還是可以產生不同的反應，簡單說，服這種藥會睏，不代表服那種藥會睏，一切因人而異，真的很難說。

實際上，就算是第二代抗組織胺，並不是只有 Cetirizine 這個選項！

除了 Cetirizine 外，其實還有很多選項，例如 Fexofenadine、Loratadine、Desloratadine、Levocetirizine，任君選擇。

所以服用 Cetirizine 後，如果真的覺得睏的話，便不妨轉一轉藥，嘗試服用其他第二代抗組織胺，試一試，看一看，到底會不會產生一種濃烈的睡意，從而決定需不需要繼續轉藥，直至找到一種真正「無睡意」的第二代抗組織胺為止。

二、停藥

究其根本，整件事情的真正肇因，不是 Cetirizine，而是抗組織胺（Antihistamine），所以停藥是其中一個可行的方法。

要徹底解決服藥會睏這個問題，不服藥就好了！不管是第一代抗組織胺，還是第二代抗組織胺，只要不服用這些抗組織胺的話，問題不就是已經解決了嗎？

對，實際上，市面上一些標榜「無睡意」的傷風感冒配方，其實只是運用這個原理而已，簡單說，這些配方裡面同時可能涵蓋很多常用的藥物，紓緩很多常見的症狀，但是偏偏就是沒有抗組織胺。沒有抗組織胺，自然便沒有睡意，對吧？

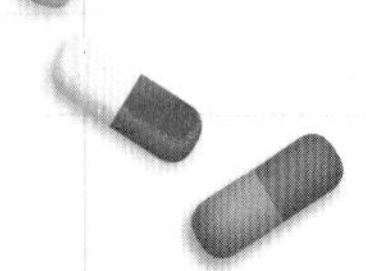

但是這個方法必須付出一個代價，便是犧牲抗組織胺的藥效。

換言之，這個方法雖然不會產生睡意，但是同樣不能紓緩很多傷風、感冒、過敏的症狀，例如打噴嚏、鼻子痕癢、眼睛痕癢、流鼻水、流眼水，這時候，用藥者便可能需要忍著鼻水，苦了自己。簡單說，這是一種「斬腳趾避沙蟲」的方法，難免會有一點消極的味道。

所以，個人認為這個方法還是留作最後的殺著吧！不到最後一刻，還是不要隨便使用。始終，「藥是解決問題，不是製造問題。」這是藥罐子一直堅持的信念。

話說回來，既然這個女生覺得Cetirizine還是會產生睡意的話，那麼，最簡單、直接、方便的方法，當然是轉藥吧！所以藥罐子便給她另一種稱為「Loratadine」的第二代抗組織胺，一排十粒，不多不少，目的在抱著一種「試藥」的心態，試試看，能不能奏效，既不會浪費藥物，又不會虛耗金錢，對吧？

所以，真的要說的話，無睡意不是「無」睡意，只是「少」睡意。

藥物情報

藥名	Cetirizine
藥物分類	抗組織胺

Cetirizine，在藥理上，是一種抗組織胺，作用原理，顧名思義，在抗衡組織胺（Histamine），從而紓緩一些過敏的症狀，例如打噴嚏、鼻子痕癢、眼睛痕癢、流鼻水、流眼水。

同時，Cetirizine是其中一種第二代抗組織胺，相較第一代抗組織胺而言，因為這種藥的親脂性較小，血腦障壁（Blood-brain Barrier）的穿透性較低，所以較不容易進入大腦，較少影響中樞神經系統，所以，理論上，較少產生睡意，較少出現嗜睡的副作用，從而能夠減少對日常生活的影響。

Reference

① Alan Nathan. Non-prescription Medicines. *Pharmaceutical Press*. 3rd ed. 2006:185-202.

平安藥錦囊

LOT:
EXP:

今次的事情很簡單，主要是這樣的：

一個晴朗的早上，晴朗湛藍的高空，萬里無雲，像碧玉一樣澄澈。一個年約二十多歲的女生，身形苗條，清麗秀雅，容色極美，穿著一件背心、一條熱褲、一對涼鞋，背著一個小小的背包，前來藥房希望配一些平安藥。

據說這個女生打算趁著暑假這個黃金機會，聲稱自己將會單槍匹馬前往日本，準備來一場日本東京五天四夜自由行，吃喝玩樂，於是打算在臨行前買一些平安藥傍一傍身，希望能夠平安度過這次東京之旅。

嘩……聽著聽著……真的讓人羨慕透頂……要知道，不管是富遊，還是窮遊，妳在日本觀光的時候，遠在彼岸的我還要在香港工作……唉……不說了，不說了……

好吧！還是進入正題吧！

一般而言，平安藥，顧名思義，主要的目的，當然是「平平安安」，居家自用，自然希望「家宅平安」；外出備用，自然便希望「出入平安」。所以平安藥就是一個「流動的小藥箱」，在出門的時候，作為一種備用藥隨時候命，在需要的時候，拿出來應一應急，自行解決一些輕微的病症，紓緩一些簡單的症狀，一來避免人生路不熟，找不到藥，二來避免雞同鴨講，買不到藥，簡單說，就是「不求人」，確保旅途愉快。

究其根本，平安藥其實只是一種備用品，在大部分的情況下，未

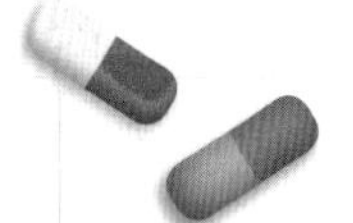

必真的派得上用場。說真的，沒有多少人會真的希望使用這些平安藥……所以，面對一個說大不大、說小不小的行李箱，不難理解，在選擇上，主要是以簡約為主，貴精不貴多，麻雀雖小，五臟卻要俱全，同理，行李雖小，藥物卻要俱全，攜帶最少的藥物，處理最多的病症，同時準備最常用的藥物，治療最常見的病症。

在組合上，平安藥主要取決於天時、地利、人和這三個因素，然後根據相關的資料，啟動「可加可減」機制，作出相應的調整，度身訂造，挑選適當的藥物，調配適合的清單，所以在搭配上，豐儉由人，悉隨尊便。

話雖如此，但是常用的平安藥，大多離不開以下四種：

一、止暈藥

出門，不論前往什麼目的地，只要不能徒步而至，自然便需要各種不同的交通工具，代一代步。不論是海、陸、空哪一路，有時候，舟車勞頓便可能會出現一些劇烈的搖盪、震盪，在相當程度上，便會大大增加眩暈的機會，俗稱「暈車浪」、「暈船浪」、「暈機浪」。

在用藥上，較常用的止暈藥，主要是第一代抗組織胺（First Generation Antihistamine）（例如 Cinnarizine、Dimenhydrinate）、東莨菪鹼（Scopolamine Hydrobromide / Hyoscine Hydrobromide）這兩種。

在服法上，主要可以分為口服、耳貼兩種。相較而言，耳貼擁有一個優點，便是能夠避免用藥者因為嘔吐而將藥物吐出來的風險，維持藥效。

在使用上，一般的止暈藥，重點是「先發制人」，簡單說，預防勝於治療，相較治療而言，預防的效果一般較佳。

所以在用法上，一般建議在乘坐這些交通工具前便要開始使用，目的在給予藥物足夠的時間在體內吸收，不要待到身體開始出現噁心、嘔吐的時候才服用，避免削弱藥效。

二、傷風感冒藥

不論何時何地，不管是傷風，還是感冒，兩者同是一些十分常見的病症。所以大部分的平安藥，總會有一些傷風感冒藥以備不時之需。

一般普通的傷風、感冒，主要是病毒感染，大多只是一些自限性病症（Self-limiting Disease），一個正常人，在正常的情況下，大約在一星期內便會自行痊癒，簡單說，假以時日還是會「不藥而癒」的，所以這些傷風感冒藥，主要的目的在紓緩相關的症狀，從而讓身體自行復原。

有時候，一些藥廠為了方便這些遊山玩水的觀光客，可能會調配一些全方位傷風感冒藥，俗稱「複方」，一種藥裡面蘊含不同的成分，多一種成分，便多一種用途，自然便多一種功效，所以擁有較大的覆蓋性，包羅萬有，涵蓋一些常用的藥物，紓緩一些常見的症狀，例如發熱、鼻水、鼻塞、咳嗽、頑痰。

在選擇上，基於「輕裝上陣」的大前提下，平安藥當然愈少愈好，少一種藥，便多一分空間，用來擺放其他藥，所以在這個情況下，為了方便外出、隨身攜帶，這些綜合配方未嘗不是一個理想的選項，目的在控制藥物的數量，盡量用一種藥，一騎當千，同時解決大部分的症狀。

三、止痛藥

跟傷風、感冒一樣，不論是什麼痛症，例如頭痛、牙痛，其實都是一些常見的病症。

說到旅行，當然少不了觀光。除了商業區外，不論到哪裡，還會欣賞一下名勝，這樣向左走向右走，走來走去，便可能會出現肌肉痠痛的機會。

所以大部分的平安藥總會有一些止痛藥，頭痛醫頭，腳痛醫腳，以備不時之需。

在用藥上，較常用的止痛藥，主要是撲熱息痛（Paracetamol / Acetaminophen）、非類固醇消炎止痛藥（Non-steroidal Anti-inflammatory Drugs, NSAIDs）這兩種。

四、止瀉藥

所謂「病從口入」，人在外，不管是吃什麼，還是喝什麼，只要能夠放進嘴裡、吞進肚裡，總是可能會遇到一些水土不服的問題。

水土不服，顧名思義，就是不服當地水土，所謂「水土」，說白點便是「飲食」，在醫學上，稱為「旅行者腹瀉（Traveler's Diarrhea, TD）」。在病源上，主要是透過食物傳染的一種細菌感染，從而誘發腹瀉。

至於較常用的止瀉藥，主要是 Loperamide 和 Diphenoxylate 這兩種。其中，Diphenoxylate 大多會搭配 Atropine 組合成為一種複方，目的在利用 Atropine 的副作用，避免 Diphenoxylate 出現濫用的情況，從而減少出現成癮的風險。

但是旅行者腹瀉一般只是一種自限性病症，大多會不藥而癒。腹瀉其實是體內一種正常的防衛機制，將消化道裡面的刺激物、致病原、毒素，排出體外，這就是說，待到身體透過腹瀉排除這些病源後，自然便可以改善腹瀉的症狀，在這個過程裡，一般只需要補充所流失的水分、電解質，避免出現脫水、電解質失衡、酸鹼值失衡的情況，便是了。

在相當程度上，止瀉藥的目的主要在緩解因為腹瀉所引起的不便。

當然，如果腹瀉持續一段時間，或者便中帶血或黏液，這時候，便應該盡快求醫處理。

至於在包裝上，基於「輕裝上陣」的大前提下，相較散裝藥而言，排裝藥可能是一個較理想的選項，在攜帶上，一般會較方便，而且背面的鋁箔紙大多會附上藥物的名稱、劑量，較容易辨認，所以較適用於作為一種平安藥。

還有在藥量上，主要取決於旅程的長短，一般建議採取「寧濫勿缺」的策略，只有多沒有少，舉例說，如果是五天四夜的話，便準備至少五天的藥量。

最後，因為這個女生的家裡還有一些止痛藥、傷風感冒藥，所以只是買了止暈藥、止瀉藥，除了問多少錢外，還補上一句話：

「唔……還有沒有其他東西？」

其實，答案是有的。

說真的，出入平安，除了向內看外，還要往外看，簡單說，同時兼顧內憂外患。

此話何解？

有時候，不管是居家，還是出門，總可能會發生一些跌、蹤、撞、擦的情況，便可能會出現受傷的機會，從而形成傷口。

所以除了平安藥外，最理想的做法還是準備一些藥水膠布，用來處理一些簡單的傷口。

問題是，藥水膠布算是一種常用的傷口護理用品，在絕大部分的家裡，總會發現一、兩盒，看一看門口，所以，一般只需要在家裡拿

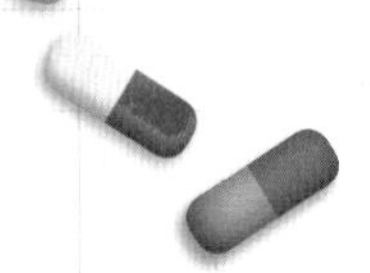

一些藥水膠布出來，放進行李箱裡，便是了。

所以，藥罐子便答道：

「如果家裡沒有藥水膠布的話，便買一盒，拿一些出來，備用傍身。」

最後的最後，出門前，請準備平安藥；出門後，請準備手信……

LOT:
EXP:

用藥攻略：
藥油（一）

有一天，一個年約二、三十歲的中國籍男子，牛高馬大，一副籃球員的身材，操一口流利的粵語，身穿一件白色短袖 T 恤、一條藍色牛仔褲、一對綠色運動鞋，背著一個黑色背囊，在上午大約十一時的時候，單槍匹馬前來藥房，問藥房有沒有一種藥油。

唔……說到藥油，藥房倒是有很多種，但是關於這種藥油，唔……請恕藥罐子孤陋寡聞、才疏學淺，乍聽之下，這個名字不但冗長，而且繞口，說真的，真的聞所未聞，連聽都沒有聽過……所以答案當然是「沒有」。

說到藥油，藥罐子總是經常會遇到很多千奇百怪的名字，偏偏就是沒聽過這種藥油。

話說回來，根據經驗，綜觀大部分的藥油，在名字上大多都有一個共同點：

這些名字裡面總是會含有一些動物的名字，同時還會印上相關的圖案，有時候，就是不知道到底跟這些動物有什麼關係。

好吧！問題時間：

真的要說的話，一支藥油通常會有什麼動物名？

唔……較常見的，主要是「龍」、「虎」、「蛇」這些猛獸，不難理解，主要的目的在希望給人一種「生龍活虎」的形象，多多少少，營造一點氣勢，簡單說，就是「輸人不輸陣」。

對，如果是這些動物的話，當然可以說得通。

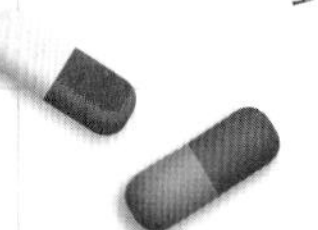

問題是，除此之外，藥罐子還曾經聽過「老鼠」、「蜈蚣」這些動物名，唔……如果是蜈蚣的話，還可以說是位於蟲系的食物鏈頂層，營造一點霸氣，塑造一種強者形象，算是勉勉強強扯得上半點關係。

至於，老鼠……？

好吧！好吧！扯遠了！現在說回正題：

首先，根據觀察，現在不管是八十後，還是九十後，連藥罐子在內，除非逼不得已，否則，除了跌打骨傷外，沒有多少人真的會喜歡塗藥油，藥罐子想背後的原因，主要有以下兩個：

第一，在性質上，藥油，顧名思義，是一種油，一般而言，質感會較黏膩，有時候，塗抹的時候，可能會產生一種油膩的感覺，未必舒服，而且還可能會在衣物上沾染著色，洗不掉、擦不走，未必方便。

第二，在成分上，藥油，除了油外，裡面還可能會添加一些揮發物，在揮發的過程裡，還可能會散發一種濃烈的藥味。這種氣味並不是所有用藥者都能夠接受得到的，而且就算自己接受得到，並不代表別人一樣能夠接受得到，所以較容易會招致旁人的反感。

由是觀之，藥罐子絕對有理由相信，這種藥油多半不是自用的，而是幫別人買的。

聽罷，這個男生便衝口而出，抱怨道：

「唉……我已經問過很多藥房，還是找不到……」

說真的，這些藥油本來已經五花八門，市面上往往可能會出現幾十種不同的產品，例如紅花油、黑鬼油、驅風油，這些名字形形色色、林林總總，實在不能一一盡錄，所以一間藥房根本不可能貯存所有藥油，單是拿名字買藥油，實在是聽天由命。除非是一些大牌子的藥油，否則，在大部分的情況下，大多往往可能會吃閉門羹。

這時候，藥罐子便答道：

「其實，既然沒有這種藥油，倒不如嘗試另一種藥油吧！反正在功效上，這些藥油，來來去去，不是這個，便是那個……」

不信嗎？

其實，大家不妨看一看藥油「適應症」這一欄，不難發現，裡面大多不是寫著「頸緊膊痛」、「腰痠背痛」、「跌打瘀傷」、「風痛濕痛」這些四字詞語嗎？

當然，在用藥上，一個上乘的用藥者，真正的著眼點不是適應症。因為一種藥可以做什麼，真正的關鍵，在裡面有什麼，不在上面說什麼。這就是說，相較而言，成分才是真正的王道。簡單說，有怎樣的成分，便有怎樣的用途！

各位看倌，如果可以的話，其實不妨留意一下市面上的藥油，裡面的藥用成分大多真的相差無幾，分別不大。

姑且不論中草藥，一般而言，裡面的西藥除了油外，看來看去，主要的成分大多離不開水楊酸甲酯（Methyl Salicylate）（俗稱「冬青油」）、薄荷腦（Menthol）、尤加利油（Eucalyptus Oil）、樟腦（Camphor）這些東西。

所以天下藥油何其多？東家的藥油找不到，便找西家的藥油，未嘗不是一個解決的方案。

但是這個男生便面有難色，支支吾吾的答道：

「唉……如果是自用的話，我倒是無所謂，當然無問題！但是人家指定要這種藥油，我便真的作不了主……」

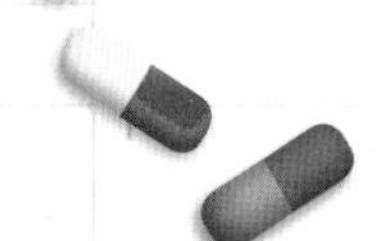

果然不出所料，這種藥油不是自用的，而是幫別人買的。

那麼，現在的辦法只有兩個：

第一，直接問清楚委託人，到底是在哪一間藥房裡買過這種藥油，方便受託人縮窄範圍，鎖定目標，繼續進行搜索的工作。

當然，要是委託人真的記得這項重要資料的話，受託人便不需要這樣走來走去，一早便已經解決問題了，所以這方法大多行不通。

唔……既然第一個方法行不通的話，那麼便要開始嘗試第二個方法。

第二，當然是繼續找……

那麼，藥罐子唯一可以做的，便是祝這個男子好運，早日能夠捕獲這支藥油……

用藥攻略：
藥油（二）

LOT:
EXP:

有一次，一個年約三十多歲的男士，粗獷的身材，古銅色的肌膚，穿著一件藍色襯衫、一條黑色西褲、一對黑色皮鞋，左手挽著一個黑色公事包，在中午的時候，前來藥房打算買藥。

據說這個男士最近剛剛開始健身，肌肉有點痠痛，弄的渾身有點不舒服，便前來藥房打算買一支藥膏，希望能夠減輕一下痛楚，紓緩一下痛症。

說真的，消炎止痛藥膏是一種常用藥物，絕大部分的藥房都會貯存這類藥，從而能夠提供完善的配藥服務，所以基本上藥房會有存貨，問題不大。

同時，如果是主動配藥的話，有怎樣的症狀便調配怎樣的藥物，在配藥上，藥房擁有高度自主，靈活性較大，既不用執著成分，又不用兼顧牌子，同病可以不同藥，同藥又可以不同樣，選擇較多，彈性較大，在這個情況下，真的要配的話，問題真的不大。

聽罷，藥罐子便拿了一支消炎止痛藥膏出來，開始準備跟這個男士分享相關的用法，這時候，他便突然冒起這句話：

「對吧！塗抹的時候，請問這支藥膏的藥味大不大？刺不刺鼻？」

的確，有時候，在塗抹的過程裡，一些藥油、藥膏可能會散發一種草藥般的氣味，說真的，這種氣味並不是人人都能夠接受得到的。（當然，一些用藥者，例如長者，反過來倒是覺得藥味愈重，效果愈佳，所以只會歡迎，不會抗拒。）而且就算自己接受得到，並不代表別人一樣能夠接受得到，所以基於公眾利益，未必真的適宜在工作地

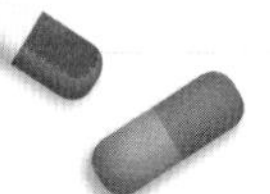

點、公眾地方使用，避免招致其他人的反感。

單是這句話，在相當程度上，代表這個用藥者擁有一個根深柢固的觀念：這個用藥者一直以為所有消炎止痛藥膏大多會散發一種俗稱「藥味」的獨特氣味。

問題是，這是真的嗎？

實際上，這些藥味主要源自一種稱為水楊酸甲酯（Methyl Salicylate）的藥用成分，俗稱「冬青油」，除了能夠消炎止痛外，還能夠擴張血管，產生一種微暖的感覺，從而掩蓋疼痛的感覺，而且在塗抹的時候，還會釋放一種獨特的藥草氣味，跟大家表示「我來了」，唯恐人家不知道自己的存在。

除了水楊酸甲酯外，一些冬青油還可能會添加一些揮發物，例如薄荷腦（Menthol）、尤加利油（Eucalyptus Oil）、樟腦（Camphor），在揮發的過程裡，同時會散發一種芬香的氣味，給予一種清涼的感覺，從而掩蓋疼痛的感覺，紓緩痛症。在一般人裡，這便是俗稱的「藥味」了。

但是市面上的消炎止痛藥膏，除了冬青油外，一般還有一類藥物，稱為非類固醇消炎止痛藥（Non-steroidal Anti-inflammatory Drugs, NSAIDs）。

實際上，相較冬青油而言，外用的非類固醇消炎止痛藥大多沒有氣味，所以不會產生一種濃烈的氣味。同時在藥理上，非類固醇消炎止痛藥，主要透過抑制體內環氧化酶-2（Cyclo-oxygenase-2, COX-2）的活性，減少前列腺素（Prostaglandin, PG）的產生，減低因為前列腺素而導致的炎性反應，從而收縮血管，降低血管的通透性，減輕痛楚，紓緩炎症。

藥罐子相信，單是這個作用原理，不難理解，這就是說……

這些非類固醇消炎止痛藥膏，除了不會產生藥味外，還不會產生一種清涼的感覺！

所以這些藥膏是不會涼的，同時是不用涼的，很簡單，涼並不是非類固醇消炎止痛藥的止痛原理。

這就是說，這些藥膏無味無臭，不知不覺滲進肌膚表面，透過皮膚吸收，直達患處，慢慢發揮消炎止痛的療效。簡單說，塗抹的時候，除了隨之而來的觸覺外，這些藥膏並不會產生其他感覺，所以在還沒有發揮功效前，乍看之下，真的好像塗了等於沒塗一樣……

實際上，這支消炎止痛藥膏不是冬青油，而是非類固醇消炎止痛藥。

所以藥罐子便補充說：

「哦……這不是冬青油，所以不會產生藥味，但是同時不會產生涼意，所以請記住，千萬不要因為這樣便以為無效，然後愈塗愈多，導致過量。」

這個男士便立刻如釋重負，連忙說：

「這便好了！待會兒還要見客，渾身藥味始終不方便。不然的話，我便要待到回家的時候，才可以塗藥膏了。」

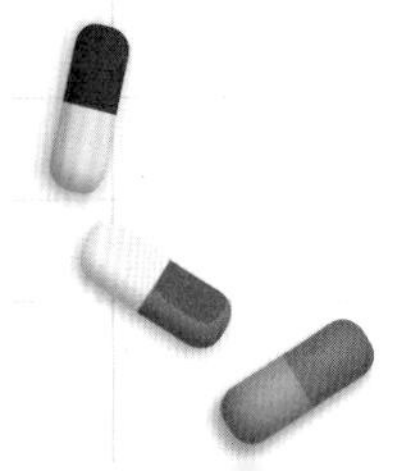

用藥攻略：
藥油（三）

有一天，在上午大約十一時的時候，一個婆婆，頭髮已經斑白，深邃的眼窩裡面，一雙黑色的眼眸，流露著歲月的滄桑，身穿一身休閒服套裝，在藥房門口拍一拍肩，揮一揮手，跟幾個朋友道別後，便步進藥房前來問藥。

據說這個婆婆一直習慣相約幾個朋友，三五成群，一起上茶樓，喝一喝早茶，在上落酒樓一段樓梯的時候，不知怎的，最近總是覺得左膝有點疼痛，曾經塗抹家中一種藥油（不難想像，大部分長者的家裡總會有一支藥油，以備不時之需），過了幾天還是覺得效果未如理想，本來打算看一看醫生，但是在這之前，還是打算問一問藥房到底有沒有什麼意見。

唔……說真的，一個人隨著年齡的增長，關節便會開始慢慢退化，軟骨便會開始漸漸磨損，除了可能會削弱關節的活動能力外，還可能會導致關節出現紅、腫、熱、痛這些炎症的症狀，從而誘發關節炎（Osteoartritis），讓關節不能正常運作，行動自如。在一般人裡，這便是俗稱的「勞損」。

對，人會老，背會駝，同理，骨頭只會愈來愈脆，關節只會愈來愈差，慢慢開始出現痛、腫、僵、軟、卡、冷這些關節炎的症狀，真的要說的話，這算是一種正常的生理退化，所以真的算不上是一種奇難雜症，一般較常見於長者身上。

在用藥上，常用的劑型，主要可以分為口服、外用、針劑三種：

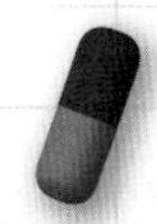

一、口服

常用的藥物，主要是撲熱息痛（Paracetamol / Acetaminophen）、非類固醇消炎止痛藥（Non-steroidal Anti-inflammatory Drugs, NSAIDs）、葡萄糖胺（Glucosamine）、軟骨素（Chondroitin）。

二、外用

常用的藥物，主要是水楊酸甲酯（Methyl Salicylate）（俗稱「冬青油」）、非類固醇消炎止痛藥、辣椒素（Capsaicin）。

三、針劑

常用的藥物，主要是類固醇（Steroids）、透明質酸（Hyaluronic Acid）。

至於這些藥不是本文的重點，藥罐子在這裡便不多說，還是直接跳過吧！

實際上，這個婆婆口中所說的這支藥油，算是一種大牌子，家喻戶曉，街知巷聞，所以藥房有存貨，哦，果然不出所料，裡面的成分主要是冬青油。

唔……既然塗抹冬青油，藥效還是未如理想，那麼便是時候轉一轉藥，嘗試轉用一些非類固醇消炎止痛藥膏，試一試，看一看反應，能不能奏效，止一止痛，減輕一下痛楚，紓緩一下痛症。

於是，藥罐子便答道：

「這個情況，其實妳可以試試另一種藥膏……」

沒想到，說罷，這個婆婆竟然問：

「唉呀！到底有沒有什麼藥可以吞進肚子裡？服藥好像好一

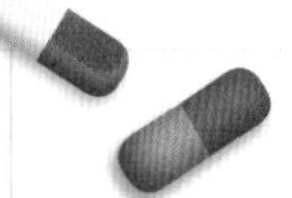

點……」

嘩……聽到這番話，藥罐子真的倒是感到十分意外。

根據經驗，不論任何年紀，除非逼不得已，否則絕大部分人都不會喜歡服藥，其中，相較而言，長者更加抗拒服藥。所以面對痛症，在大部分的情況下人們大多會寧願塗藥膏、敷藥貼，也不願意服藥。

誠然，在用藥上，服錯藥固然是一個問題，但是不服藥更加是一個問題。所以說到用藥，大家最常聽到的第一句話，固然是「不打針，行不行？」第二句話，應該是「不吃藥，行不行？」對吧？

常言道：「君子成人之美。（《論語．顏淵》）」基本上，用藥治病，藥無好壞，治者為先。只要一種藥能夠發揮療效的話，達到治療的目的，那麼，不論是什麼劑型，不管是口服，還是外用，又有什麼問題呢？

話是這樣說，無錯，但是，在劑型上，相較口服而言，外用非類固醇消炎止痛藥，在塗抹的時候，還有一個優點，便是藥物能夠直接在患處發揮藥效，同時可以繞過人體的消化系統，避免藥物透過腸胃吸收，減少藥物進入體循環，從而減少出現副作用的風險，例如腸胃不適、胃潰瘍、胃出血。

所以相較而言，外用非類固醇消炎止痛藥應該是一個較理想的選項。

最後，雖然這個婆婆堅持服藥，但是藥罐子還是拿了一支非類固醇消炎止痛藥膏出來，交給這個婆婆，塗一塗，試一試，能不能奏效。

對，肯用藥、敢用藥，絕對是一件值得高興的事情，大前提是「用對藥」。

LOT:
EXP:

用藥攻略：葡萄糖胺

有一天，上午時分，一個婆婆，瘦巴巴的身架，皺巴巴的皮膚，穿了一身淡紫色的衣衫，前來藥房打算問藥。

這個婆婆，甫進藥房後，便隔著其中一個裡面擺放西藥的玻璃櫃枱，問藥罐子一個問題。

這個問題便是……

「你們這裡有沒有一些修補關節的產品？但是不要葡萄糖胺（Glucosamine）便好了。」

唔……

首先，在使用上，一般而言，葡萄糖胺是一種紓緩、預防關節炎的保健產品。

其實，單從這句話，不難想像：

第一，不論什麼渠道，不管是親戚、朋友、新聞、報章，還是網絡、網誌，這個婆婆「覺得」自己需要修補關節。當然，個人觀感未必如實反映實際情況，心理需要未必真正代表實際需要，兩者往往未必相同。所以最首要的是評估使用者的真實情況，從而建議使用者是否真的適合服用這些保健產品，目的在避免使用者服用不必要的保健產品，浪費金錢。

當然，一個人隨著年齡的增長，關節便會開始慢慢退化，軟骨便會開始漸漸磨損，從而可能會誘發關節炎。

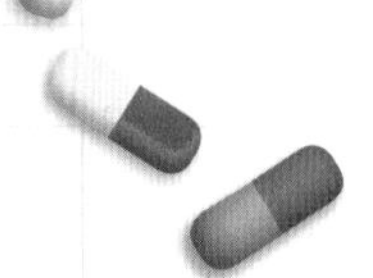

實際上，單是看這個婆婆的年紀，絕對構成一個合情合理的理由，補充一下葡萄糖胺，修補一下軟骨，潤滑一下關節，不管是紓緩，還是預防關節炎，未嘗不是一件壞事，沒有什麼問題。

第二，這個婆婆認識葡萄糖胺這種成分，只是想問有沒有其他選項。所以與其建議其他選項，倒不如直接問一問她為什麼會拒絕葡萄糖胺，從而針對個別情況，提供解決方案，看一看，能不能釋除這個婆婆的顧慮。

實際上，除了葡萄糖胺外，本來還有一個較常用的成分，便是軟骨素（Chondroitin）。但是這種成分大多會搭配葡萄糖胺一同使用，組合成為一種複方，加強修補軟骨、潤滑關節的效果，所以就算轉用軟骨素，乍看之下，還是未必能夠解決她的問題。

於是，藥罐子便好奇問：

「其實，葡萄糖胺已經是一種不錯的關節產品，有什麼問題呢？」

根據經驗，人們抗拒葡萄糖胺的原因，大多離不開副作用，主要有以下兩個：

一、腸胃不適

在使用上，葡萄糖胺的副作用不大，主要是腸胃不適。所以一般建議餐後服用，減少相關的副作用。

換言之，這個問題還是可以解決的。

二、過敏反應

在來源上，葡萄糖胺主要是從甲殼類動物的殼裡提煉出來的，例如蝦、蟹、龍蝦。如果對海產過敏的話，便不適宜服用葡萄糖胺。

不過，除此之外，一些菌種，例如黑麴菌（*Aspergillus niger*），透過發酵，同樣能夠萃取葡萄糖胺出來，所以這個問題一樣可以解決的。

這個婆婆便皺著眉，嘆著氣說：

「好是好，但是人家信佛教，不食肉，要守齋……」

的確，大部分的葡萄糖胺主要源自海產，所以姑且撇開宗教信仰不說，對於素食者而言，在使用上，可能會構成不便。不過藥罐子剛剛提過，市面上還有一些葡萄糖胺，源自一些菌種，例如黑麴菌，除了適用於對海產過敏的人士外，還同樣適用於素食者身上。

於是，藥罐子便答道：

「哦，不用擔心。市面上其實有一些適合素食者服食的葡萄糖胺，信仰不是一個問題。唉呀！何況，菩薩也希望你行得動、走得動嘛。不過……」

不難想像，這些「菌產」葡萄糖胺，在相當程度上，屬於小眾產品，需求真的不多，市場真的不大，所以相較「海產」葡萄糖胺而言，選擇較少，價格自然較貴，最重要的是兩者只是來源不同，理論上，功效沒有多大分別。所以，如果沒有什麼理由的話，選擇這些「菌產」葡萄糖胺，未必符合經濟效益。

藥物情報

藥名	葡萄糖胺
藥物分類	不適用

葡萄糖胺，在藥理上，是糖胺聚糖（Glycosaminoglycan, GAGs）的前體，簡單說，進入人體後，便會進化成為糖胺聚糖，進而進化成為蛋白聚糖（Proteoglycan）。蛋白聚糖便是構成關節軟骨的主要成分，理論上，能夠修補軟骨，潤滑關節，減慢軟骨磨損，延緩關節退化，一般適用於輔助治療關節炎（Osteoarthritis），紓緩一下相關的症狀，例如紅、腫、熱、痛，減輕一下痛楚，紓緩一下痛症，同時希望能夠恢復關節的活動能力，讓關節能夠正常運作，行動自如，從而改善使用者的生活質素，盡量減少關節炎所帶來的負面影響。

用藥攻略：
鈣片 vs 奶粉？

LOT:
EXP:

今次的事件很簡單，主要是這樣的：

一個晴朗的早上，淺藍色的天幕上，嵌著一輪金黃色的太陽，熠熠發光，照亮整個天空。藥房迎來了一個婆婆，神采奕奕，穿著一身運動服，就算是這種年紀，還是給人一種健康活力的感覺，緩緩而行，徐徐而至，步進藥房前來買藥。看樣子，應該是晨運客吧？

據說這個婆婆曾經在藥房裡買了其中一種品牌的鈣片，這次前來藥房只有一個目的，就是配回這盒鈣片，僅此而已，別無其他。

這本來只是一宗普通的買賣，一買一賣，一方付錢，一方收錢，貨銀兩訖，交易完成，文章結束。

沒想到，這個婆婆隨後問了一個問題，讓這件事添上了一段小小的插曲……

這個問題便是……

「其實，喝奶粉好不好？」

唔……關於整件事情的來龍去脈，其實是這樣的：

這個婆婆過往一直服用這種品牌的鈣片，補充鈣質，補一補鈣，護一護骨，預防骨質疏鬆，本來一直相安無事，直至有一天，這個婆婆聽到人家說除了鈣片外，其實還有一個選項，便是成人奶粉，即沖即飲，同樣能夠攝取鈣質，未必真的需要服用鈣片。

所以她便開始猶豫，到底是服鈣片？還是喝奶粉？

誠然，除了鈣片外，市面上還有一些標榜「高鈣」的成人奶粉，顧名思義，裡面蘊含豐富的鈣質，同樣可以作為鈣質的主要來源，補充鈣質。

不過攝取鈣質，最簡單的方法，便是調整日常的飲食習慣，進食一些蘊含豐富鈣質的食品，例如奶類製品、豆類製品、乾果果仁、綠色蔬菜，透過飲食，一樣可以攝取大量的鈣質，補充鈣質，預防骨質疏鬆。

所以在使用上，不管是鈣片，還是奶粉，不管是理論上，還是實際上，這些膳食補充劑只是輔助性質，負責助攻的角色，目的在透過一個額外的途徑，提供額外的鈣質，連同日常飲食這些主力部隊，兩路夾擊，雙管齊下，讓人們能夠攝取更多的鈣質，從而能夠補充足夠的鈣質，成功達到每天的鈣質建議攝取量，順利達標，達到預防骨質疏鬆的效果。

說真的，鈣是一種重要的礦物質，這點無錯，但是並不是一種罕有的礦物質，在還沒有鈣片、奶粉這些保健產品前，理論上，只要奉行高鈣飲食的話，照理說便已經能夠攝取足夠的鈣質，彌補鈣質的流失，未必真的需要外援，透過這些膳食補充劑，額外補充鈣質，從而浪費資源、虛耗金錢，簡單說，就是「白吃白喝」。

但是，真正的問題是……

一個人每天到底有沒有攝取足夠的鈣質，誰能保證？

有人能，有人不能。

最穩妥的做法，還是假設自己不能。

實際上，相較食物而言，不管是鈣片，還是奶粉，兩者還有一個優點，就是裡面大多會清楚標示一粒鈣片、一杯奶粉的鈣含量，甚至提供一個理想的建議服法，具有一定程度的參考價值，方便人們自行

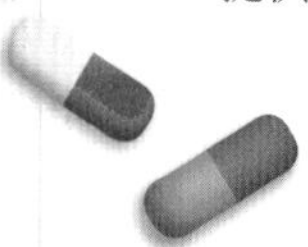

計算一天的鈣質攝取量，從而確保自己能夠攝取足夠的鈣質，順利達標。

所以這些膳食補充劑，最大的好處便是能夠提供一個具體的數字、客觀的數值，作為基礎，這樣便不用瞎猜一天的鈣質攝取量，簡單說，就是「心安理得」，不用擔心自己有沒有攝取足夠的鈣質。

好，接下來的問題當然是……

鈣片、奶粉，孰優孰劣？

唔……藥罐子會說，這些膳食補充劑的目的主要是補充鈣質。所以不管是黑貓，還是白貓，能抓老鼠的，便是一隻好貓。同理，不管是鈣片，還是奶粉，只要能夠提供足夠的鈣質，便已經是一種不錯的膳食補充劑，不是嗎？

所以，答案是「無所謂」。

當然，這只是個人的想法而已。

此話何解？

實際上，同一件事情，不同的人往往會產生不同的觀感。

舉例說，有人喜歡鈣片，因為不用沖調，隨時隨地，即開即服，在使用上，自然便會較方便。

反過來說，有人喜歡奶粉，就是因為需要沖調，即沖即服，在觀感上，是飲品，不是藥品，自然便會較天然、新鮮。

對，根據經驗，如果一些保健產品調配成為藥片的話，例如鈣片，在心理上，人家往往真的可能會覺得這是一種「藥」，便可能會構成服食障礙，產生相當程度的抗拒。這是一件司空見慣的事情，見怪不怪。

所以如果真的問藥罐子的話，藥罐子會說：

「悉隨尊便。」

藥物情報

藥名	鈣片
藥物分類	不適用

鈣片，顧名思義，是一種膳食補充劑，主要的用途，很簡單，便是「補鈣」，幫助身體補充鈣質，適用於中年婦女、更年期婦女、長者這些人士，鞏固骨骼，提高骨質密度，減慢鈣質流失，預防骨質疏鬆，因為這些人士是骨質疏鬆的高風險人士，隨著年紀的增長，體內的鈣質便會開始慢慢流失，所以便需要攝取額外鈣質，彌補鈣質的流失。

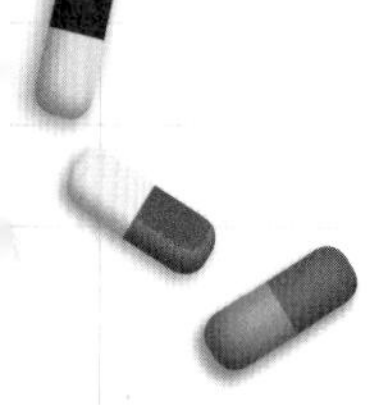

用藥攻略：
去水丸

LOT:
EXP:

早陣子，一個年約四十多歲的女士，濃濃的妝容，穿著一身行政服，在中午的時候前來藥房，用智能手機顯示一幅藥袋的圖片，拿著手機屏幕，斜斜對著藥罐子，問藥罐子這是什麼藥。

關於整件事情的來龍去脈，主要是這樣的：

原來這包藥不是她的，而是她的兒子服用的。

這個女士有一個十七歲的兒子，這個女士最近打掃兒子房間的時候，聲稱自己無意在抽屜裡發現這包藥，看來看去就是不知道這是什麼藥。

這個女士總是覺得有點不對勁，面對這包藥，除了可疑，還是可疑，但是既不敢問兒子，又不想驚動兒子，思前想後，便決定偷偷拍下這張相片，前往附近的藥房，諮詢一下藥房的意見，釐清一下心裡的疑問，問一問這到底是什麼藥。

藥罐子接過這部智能手機，看過這張圖片，這個藥袋上的藥物標籤，不用問，肯定是用人手寫的，至於最關鍵的藥名，實在有點模糊不清，所以藥罐子便嘗試放大那張圖片，哦……看一看藥袋上的藥名，原來是 Furosemide（去水丸）這種藥的專利藥名。

問題是，根據消息人士透露，這個兒子一向身體健康，至少沒有罹患高血壓，那麼，為什麼他需要服這種藥呢？

唔……

其實當藥罐子接過這部智能手機的時候，心裡便已經浮現出一個潛在的可能。

此話何解？

話說藥罐子看過這張相片後，已經留意手機主熒幕的桌面壁紙，那是一個年輕的少年，赤裸上身，雙手戴著拳套。

於是，藥罐子便好奇問：

「這是你的兒子嗎？」

她便揚起嘴角，笑道：

「對啊！對啊！」

藥罐子便繼續問：

「他在學拳嗎？」

她首先點一點頭，點頭稱是，然後又搖一搖頭，開始唉聲歎氣，繼續回答：

「對！對！對！唉……有時候，我真的不明白，為什麼他會沉迷這項運動，又危險，又暴力……」

這時候，藥罐子便笑著說：

「不是啊！至少可以保護女生！」

好，鏡頭一轉，問題時間：

這個兒子學不學拳，跟服不服去水丸有什麼關係？

其中一個可能，可能是這個兒子希望在短時間內迅速減輕體重。

為什麼？

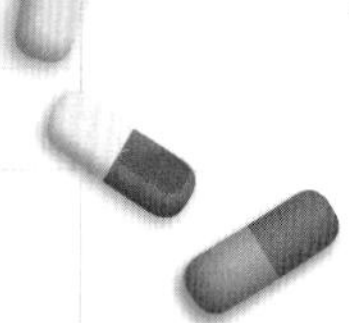

唔……這個……可能是準備參賽吧！

一般而言，因為拳擊是按照參賽者的體重分組比賽的，所以每一個拳手在進行拳擊比賽前，首先必須通過一個稱為「過磅」的過程，秤一秤體重，確認體重沒有超標，符合參賽資格才能夠參加相關體重級別的比賽。

當然，當拳手完成過磅後，沒有人會繼續理會拳手的體重是輕是重，這時候，拳手大多會大吃大喝，大魚大肉，盡量在比賽前扳回一些體重，希望能夠回復到過磅前的水平。

但是任誰都知道體重這東西可升可跌，可真可假。

這就是說，拳手在準備「過磅」的時候，大多會設法減磅，當然，最簡單、直接、快捷的方法，便是減掉體內的水分，減得快（只需要排汗）、加得快（只需要喝水），所以各位看倌可能會聽過，一些拳手在過磅前，除了可能會控制飲食外，在訓練的時候，還可能會穿著一些塑膠質料的衣服，俗稱「減磅衣」、「焗汗衣」，顧名思義，目的在隔一隔熱、焗一焗汗，透過排汗，短暫排走水分，迅速減輕體重，在減磅的過程裡，保持最大的肌肉質量，不難理解，多一分肌肉，便多一分力量，自然便多一分勝算，簡單說，就是「去水不去肉」。

至於說到去水，除了焗汗外，其實還有一個更加快捷的方法……這個方法……你懂的……

當然，這只是一種揣測，暫時還是不能確認答案是否正確，但是如果真的是這樣的話，一切便好像可以說得通了……

最後，難得遇上這個千載難逢的機會，當然，藥罐子便趁著這個黃金機會，少不了問一問：

「請問令郎是哪一間拳館？」

沒想到，她的答案居然是……

「嗄？這個……我不知道……」

看來「無聲勝有聲」是這對母子的溝通模式……

藥物情報

藥名	Furosemide
藥物分類	利尿劑

Furosemide，俗稱「去水丸」，是一種血壓藥，在藥理上，是其中一種常用的利尿劑（Diuretics），主要的用途，顧名思義，就是「去水」，增加尿液的容量，促進人體排走尿液，作用原理，主要在阻斷鈉質在腎臟的吸收，讓鈉質不能在腎臟進行回收，循環再用，便會增加鈉質的排泄。

在人體內，鈉跟水分是同步運輸的，簡單說，水是跟著鈉走的，鈉在水在，鈉亡水亡，鈉多水多，鈉少水少，這就是說，增加鈉質的排泄，水分便會跟著鈉，透過腎臟，隨著尿液，一同排出體外，這樣的話，便會排走體內的水分，產生排水的效果，從而降低血壓。

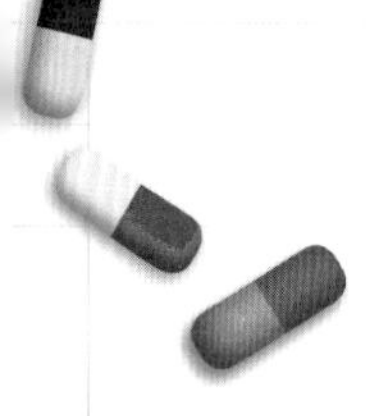

用藥攻略：血壓計（一）

有一天，一對中年夫婦穿著一身便服，在上午的時候，雙雙前來藥房打算買一部血壓計。

關於整件事情的來龍去脈，主要是這樣的：

這個女士準備買一部血壓計送給父親，希望放在父親的家裡，讓他能夠自行測量血壓，自我監察血壓，目的在定期檢查，防患未然。

說真的，現在就算沒有罹患高血壓、高血糖，一些長者的家裡同樣可能會添置一些醫療用品，例如血壓計、血糖計，定期檢測一下血壓、血糖，然後根據相關的數值，調整日常的飲食習慣，控制鹽分、糖分的攝取，從而達到「預防勝於治療」的目的，同時還可以根據相關的度數，跟醫生商一商量，調整平常的用藥策略，例如加藥、減藥、轉藥、停藥，用來控制情況，延緩惡化，從而能夠達到「病向淺中醫」的目的。

其中，相較血糖計而言，血壓計既不用買試紙，又不用「篤手指」，既不用破財，又不用流血，便能夠降低心理門檻，減少抗拒，從而鼓勵人們使用血壓計測量血壓。

問題是，市面上的血壓計五花八門，有時候，單是同一種牌子，便已經擁有千百種不同的型號，多不勝數。那麼，人們一般到底是根據什麼準則，挑選適合自己的血壓計呢？

實際上，根據經驗，不論是不是當事人，人們在選擇血壓計的時候，第一個問題，大多是……

「喂！藥罐子，買血壓計，應該挑什麼牌子？」

唔……藥罐子會說，這些血壓計的主要目的是量血壓。所以不管是黑貓，還是白貓，能抓老鼠的，便是一隻好貓。同理，只要一種血壓計能夠準確測量血壓的話，不管是什麼牌子，還是什麼型號，便已經是一種不錯的血壓計，不是嗎？

所以請不要問藥罐子這個牌子好不好，那個牌子好不好，在藥罐子眼裡，不論是什麼牌子，分別真的不大。

那麼，一般而言，人們應該根據什麼準則，挑選適合自己的血壓計呢？

實際上，在這個例子裡，假設這個使用者是長者，如果沒有指明牌子、型號的話，一般而言，藥罐子首先大多會問一問：

「請問這個長者是不是一個人住？」

藥罐子相信，各位看倌，一定會問：

「噯！藥罐子，人家用血壓計量血壓，跟是不是一個人住有什麼關係？」

唔……這個問題，乍看之下，看似無關痛癢，但是這卻是一個關鍵的問題。

此話何解？

試想，如果長者不是獨居的話，那麼這便表示家裡還有一個角色，稱為「照顧者」，既可能是子女，又可能是傭人，在這個情況下，真正的使用者往往未必是長者自己，而是照顧者。

各位看倌，可能會追問：

「好吧！就算真的是假手於人，又有什麼關係呢？」

唔……很簡單，不同的使用者，考慮的因素，自然有所不同吧！

個人覺得，如果是長者自用的話，血壓計主要還是以簡約為主，簡單說，功能愈少愈好，按鍵愈少愈好，只需要能夠測量收縮壓（Systolic Blood Pressure）（俗稱「上壓」）、舒張壓（Diastolic Blood Pressure）（俗稱「下壓」）、心率（Pulse）這三種度數，同時可以評估心律不正的風險，還有，針對一些視力漸漸退化的長者，屏幕大一點，字體大一點，讓這些長者能夠看得清這三種度數，便已經是一個不錯的血壓計。

實際上，一些生產商為了提高自己的競爭力，除了擁有這些基本功能外，還可能會附加一些額外功能作為賣點，舉例說……

第一，設定日期、時間，方便使用者（照顧者）知道自己在何月何日何時何分量血壓。

第二，擁有測量記憶，例如三十個、六十個、九十個，如果是一天一次量血壓的話，背後的原意主要是用來記錄過往一個月、兩個月、三個月的血壓，方便追蹤使用者的血壓，從而能夠較全面觀察血壓的情況。

第三，擁有獨立記憶，例如兩組，目的在「一機多戶」，一部血壓計可以有多個用戶，讓幾個人同時能夠共用一部血壓計，各自量度自己的血壓，各自儲存自己的數值。

其實，這些額外功能，自身沒有問題。理論上，功能愈多，用途愈廣，產品便會愈佳，這看來是不爭的事實。問題是，在相當程度上，功能愈多，按鍵愈多，同時代表操作愈複雜，有時候，就算是藥罐子，往往可能會愈用愈亂，得不償失。

簡單說，這些血壓計，不論是什麼功能，人家總要懂得用，用得上，才會有實際的價值，否則只會形同虛設。

實際上，根據經驗，藥罐子跟很多長者分享這些額外功能的時候，有時候，不說還好，一旦說了，大多只會愈聽愈亂，反而不懂、不想、不敢用這些多功能血壓計，測量血壓。

話說回來，不論年齡，在量血壓的時候，很多使用者大多會準備一本記錄簿記錄血壓。基本上，除了收縮壓、舒張壓、心率外，這本「血壓事件簿」的內容，隨你想寫什麼便寫什麼，要日期，寫日期；要時間，寫時間；要備註，寫備註；有時候，反而可能會較方便。

所以有時候，這些功能未必真的用得上……

最後，挑選血壓計當然還有一個重要的因素，就是「價錢」。

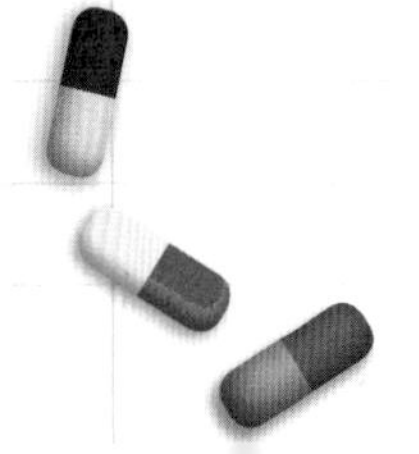

用藥攻略：
血壓計（二）

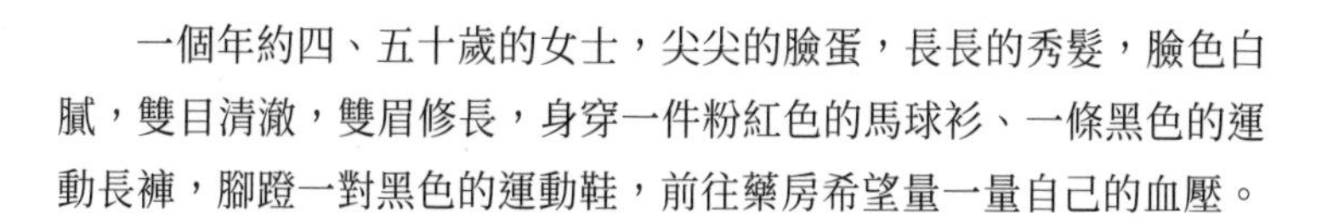

一個年約四、五十歲的女士，尖尖的臉蛋，長長的秀髮，臉色白膩，雙目清澈，雙眉修長，身穿一件粉紅色的馬球衫、一條黑色的運動長褲，腳蹬一對黑色的運動鞋，前往藥房希望量一量自己的血壓。

誠然，藥房是一個售賣藥物的地方，這點無錯。但是除了配藥外，在大部分的情況下，藥房還會售賣一些常用的醫療用品，例如體溫計、血壓計、血糖計，從而能夠提供全面的服務，照顧市民的健康。不難想像，既然有血壓計，那麼其中一項服務，當然是量血壓。

所以這並不是一件新鮮的事情，三不五時會發生。

實際上，不管是血壓計，還是血糖計，這些醫療用品的供應商，有時候，為了宣傳自己的產品，大多會主動跟藥房提供一些樣品，俗稱「Demo」，即「Demonstration」的簡稱，與其用口說，倒不如用手做，透過實物介紹一下實際的功能，示範一下具體的用法，甚至讓買家試一試用，推一推銷，從而鼓勵人們選購相關的產品。

在操作上，血壓計跟血糖計不同，量血壓不需要試紙，只需要一部血壓計紮一紮手，按一按鍵，一般會較簡單、方便。

所以對藥房而言，量血壓真的可以說是一種無本生意。而且跟買電器一樣，在購買一部血壓計前，總是需要試一試，量一量血壓，看一看能不能用，有沒有壞，對吧？

這就是說，藥房總是可能需要跟人們量血壓。

在營業時間內，藥房其實是門常開的，基本上，只要藥房能夠騰出時間的話，在大部分的情況下，做生意也好，幫街坊也好，藥罐子相信藥房大多會樂意跟大家免費量血壓，分文不取，反正只是舉手之勞而已，所以問題一般應該不大。

當然，大前提是「你有空，我有閒」。

所以，如果看到藥房真的忙得不可開交的話，這時候，與其說「我想量一量血壓，可以嗎？」倒不如說「我想看一看血壓計，可以嗎？」同一種目的，不同的說法，便會產生不同的觀感，結果自然便會有所不同……最重要的是，噓……請大家保持緘默，保守秘密，不要告訴藥房，這是藥罐子說的……

說到血壓計，很多人都會問這個問題：

「這些血壓計到底準不準？」

唔……這個，一切取決於看倌的定義……

此話何解？

首先，市面上的血壓計一般可以測量收縮壓（Systolic Blood Pressure）（俗稱「上壓」）、舒張壓（Diastolic Blood Pressure）（俗稱「下壓」）、心率（Pulse）這三種度數，有時候，還可以評估心律不正的風險。

但是，在芸芸眾多健康數字裡，血壓往往是一組難以捉摸的數字，不難理解，跟身高、體重不同，是多高便多高，是多重便多重，在測量前後，至少不會出現變化。但是，一個人的血壓無時無刻都會不斷變化，跟股價一樣，可升可跌，可高可低，更有甚者，一旦遇到一些重大消息，例如洗澡、運動，血壓便可能會暴升暴跌，大起大落。前一刻的血壓，跟後一刻的血壓，往往可能會大相逕庭。反過來說，如果兩者是一模一樣的話，反倒是有點不自然！

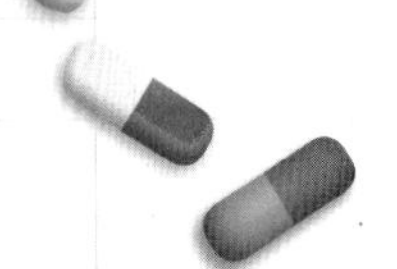

所以用同一部血壓計量血壓的時候，前後的數字往往不同，但是，這是不準嗎？

還有，舉凡水壓、氣壓這些東西，任誰都知道距離水泵、氣泵愈遠，水壓、氣壓便會愈低；套用在血壓上，這就是說距離心臟愈遠，血壓自然會愈低。

所以如果分別用手臂式血壓計、手腕式血壓計量同一隻手的血壓的話，兩組的數字往往不同，但是，這是不準嗎？

不難想像，相較手腕式而言，手臂式血壓計的血壓數值一般較大。

所以一般建議採用手臂式血壓計量血壓，背後的原因，主要有以下兩個：

第一，如果連這組數字都沒有超標的話，這便表示血壓應該沒有超標，處於安全水平。

第二，如果手臂跟心臟保持同一個水平的話，一般認為是一個較理想的指標，較能反映血壓的真實情況。

簡單說，量血壓往往需要掌握一些技巧，才能量度一個具有參考價值的血壓。

但是除此之外，還有一個重要的因素……

說真的，藥房是藥房，不是家裡，人山人海、熙來攘往，就算自己沒有察覺，在量血壓的時候，心情難免會緊張，至少不會像在家裡般逍遙自在，所以血壓便可能會隨即輕微上升，跟平常的血壓出現少許偏差，所以實在不能作準。簡單說，雖然藥房沒有白袍，但是還是可能會出現白袍效應（White Coat Effect）的現象。

所謂「白袍效應」，是指用藥者平時在家裡自行量血壓的時候，血壓一直控制在正常的水平，但是待到覆診的時候，總之面對醫護人員，在量血壓的時候，心情可能會緊張，血壓便會隨即上升，跟平常出現偏差，從而影響醫護人員的判斷，錯估用藥者的實際情況，簡單說，就是「誤判」。

還有，相較坐著而言，站立的時候，血壓一般會較大，不難想像，相較坐著而言，站立的時候，心臟需要抗衡較大的地心吸力，讓雙腿的血液回流到心臟裡，所以自然便需要較大的血壓。

所以，除了技巧外，選址同樣重要。

當然，在藥房裡量血壓不是不行，只是在家千日好，最理想的地方，還是在家裡吧！

由是觀之，同一個人，不同的時間、不同的位置、不同的環境，便可能會出現不同的血壓。

這就是說，一部血壓計能不能發揮最理想的功效，還是取決於正確的量度方法，還有是否身處理想的地點。

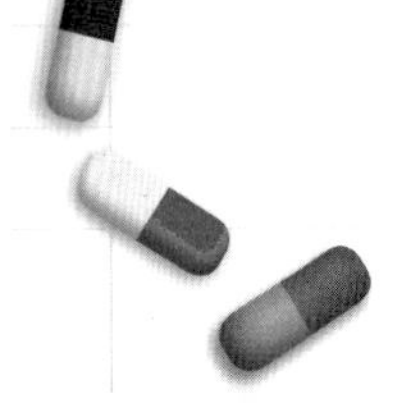

用藥攻略：
藥盒

有一天，一個年約三、四十歲的女士，穿著一件紅色大衣，緊束著黑色的腰帶，在下午的時候前來藥房，逛了一會兒後，便隔著藥罐子一段距離，問：

「請問你們有沒有藥盒？」

唔……說到藥房，當然少不了藥盒。

一般而言，在絕大部分的情況下，一間藥房大多會存入一些藥盒，看一看門口，滿足人們的需求。同時相較藥品而言，藥盒沒有保質期，這就是說沒有貯存時限，所以，除非天然災害、人為意外、其他一切不能控制的原因所導致的任何損壞，否則大多不會出現過期貨、壞貨，從而不會衍生換貨、退貨的問題，喜歡放多久便放多久，基本上，可以說是一種穩賺不賠的生意。

同時，在採購上，藥盒的入場費較低，門檻自然會較低，所以藥房大多會存入各種不同的藥盒，方便人們精挑細選，從而能夠挑選較適合自己的產品。

說回正題，這些藥盒一直擺放在藥房裡面的掛牆網架上，像一片片樹葉一樣，一個個懸掛在鋼鐵鑄成的樹枝上，等待遊人摘下來。

於是藥罐子便伸直左手，指示這個女士這棵鐵樹的正確位置，方便她自行挑選適合的藥盒。

說真的，市面上的藥盒五花八門、單是形狀，便可以分為正方體、長方體、圓柱體；單是藥格，便可以分為一格、兩格、四格、六格、七格、八格、二十八格；至於設計又會分為分體式、合體式，真的讓人眼花繚亂。

那麼，真的要說的話，面對市面上各種形形色色、林林總總的藥盒，人們應該根據什麼準則挑選適合自己的藥盒呢？

如果問藥罐子的話，第一個首要考慮的因素，是「使用者的藥物數目」。這個答案決定藥格的大小。

這就是說，我們要問的是「使用者每天最多需要服用多少種藥？」真正的問題其實是「這些藥格夠不夠大？」

藥盒或許沒有時間上的限制，但是絕對會有空間上的局限。藥格容不下藥物，一樣得物無所用。

個人認為，在挑選藥盒上，第二個需要考慮的因素，是「使用者的服藥次數」。

不難理解，這個因素主要是衝著藥格的數目而來的。簡單說，這個答案決定藥格的多少。

這就是說，我們要問的是「使用者每天最多需要服用多少次藥？」

舉例說，如果是一天一次的話，不論是多少藥格的藥盒，同樣是一個不錯的選項，擁有多少藥格，便作為多少天的藥量。

如果是一天兩次的話，只要是雙數藥格的藥盒，例如兩格、四格、六格、八格、二十八格，便是一個不錯的選項，作為一天、兩天、三天、四天、十四天的藥量。

如果是一天四次的話，答案自然是四的倍數，例如四格、八格、二十八格，作為一天、兩天、七天的藥量。

那麼，如果是一天三次呢？第一個答案當然是三的倍數，算來算

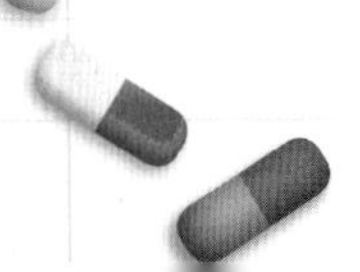

去，只有六格的藥盒，作為兩天的藥量。

但是藥罐子會說「四格、八格、二十八格的藥盒一樣可以貯存一天三次的藥。」為什麼？

唉呀，誰說一定要填滿藥盒裡面的藥格？舉例說，四格的藥盒，放三格，空一格，不就是可以作為一天的藥量嗎？如此類推，八格的藥盒，放六格，空兩格，便可以作為兩天的藥量；二十八格的藥盒，放二十一格，空七格，便可以作為七天的藥量。對吧？

至於第三個考慮的因素，是「使用者的使用用途」。

用途不用問，當然是貯存藥物，難道還有其他答案嗎？貯存藥物其實只是手段，方便用藥才是目的。

基本上，藥盒的用途主要可以分為兩個：室內用、戶外用。

這個問題的答案決定藥盒的大小。

不難理解，如果是室內用的話，那麼藥盒的大小當然不會構成太大的影響。簡單說，想多大便多大。

但是如果是戶外用的話，一切便另當別論。為了方便攜帶外出，藥盒當然不宜過大，不宜過重。在這個情況下，挑選數目較小、容量較小的藥格，或者乾脆挑選一些採用分體式設計的大藥盒，隨時可以分體，分拆成為幾個小藥盒，外出的時候，只需要抽取相關的藥盒出來，便可能是一些較理想的選項了。

實際上，這個女士就是面對「藥盒不夠大」這個煩惱：

這個女士已經走過很多藥房，看過很多藥盒，但是就是找不到一個藥盒，能夠擺放一個長者（關係不詳）的藥物，所以不知道如何是好。

說真的，解決這個問題，主要的方法只有兩個：

第一，誰說只能用一個藥盒貯存所有藥物？既然一個藥盒不夠放的話，那麼便增加藥盒的數量，不斷複製藥格的數目，不就行了嗎？簡單說，就是擴建，「小屋變大屋」。

第二，誰說只能用藥盒貯存所有藥物？既然藥盒不行的話，那麼便乾脆連藥盒都不要用，轉用其他東西不就行了嗎？簡單說，就是搬遷，「小屋搬大屋」。

問題是，搬歸搬，到底應該搬到哪裡呢？

最理想的歸宿，當然是「從哪裡來，便往哪裡去」。

這就是說，單是藥袋，在密封的情況下，不但防水、隔氣，絕對是一個貯存藥物的理想環境，而且上面一般還會附有一個空白的藥物標籤，方便使用者填上相應的藥名、劑量、服藥方法，如果運用得宜的話，同樣可以發揮藥格的功能，進而取代藥盒。

還有，相較藥盒而言，藥袋的容量一般較大，在貯存上，一般會較方便，同時又算不上是一件值錢的東西，說真的，如果問藥房賒一、兩個藥袋的話，只要禮貌一點，問題應該不大。而且相較藥盒而言，就算真的跟藥房買一大包藥袋，價格一定會較便宜，自然便會較划算。

唯一的問題是藥袋始終不是藥盒，沒有藥盒的外殼保護，有時候，裡面的藥物，在攜帶的過程裡碰碰撞撞，便可能會出現弄碎的機會，從而可能會增加耗損的風險，平白浪費藥物，構成損失。

所以藥盒還是存在一定的價值的。

最後這個女士挑來挑去，還是挑不到理想的藥盒，便雙手抱胸，空手而回，慢慢離開藥房。

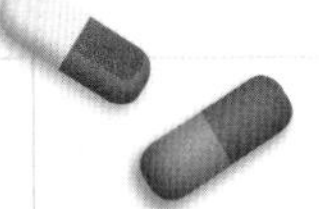

後記

感謝你們，送給我這本書。

這是「小小藥罐子」的第三本書。

看著這三本書，我不禁會想：

「這三本書，到底能不能跟大家分享一個較全面的用藥概念呢？」

一個用藥者，除了需要知道用什麼藥（What To Take）外，其實還需要知道怎麼用藥（How To Take），背後自然便需要擁有基本的藥物知識，能夠掌握相關的適應症、服用方法、副作用、注意事項，不然的話，兵不知將，將不知兵，如何對症下藥，藥到病除？

當然，在相當程度上，這些藥物知識還需要擁有相關的理論，作為框架、脈絡，不是有法可依，便是有例可援，不然的話，什麼時候該走這步棋？什麼情況該出這張牌？該聽誰的？

這方面，《藥事知多 D》、《用藥知多 D》這兩本書，主要的目的便是分別透過跟大家分享「用什麼藥」、「怎樣用藥」，從而提供這個理論的框架、脈絡。用藥者在將來遇到相關情況的時候，便能夠將相關的藥物分門別類，放進這個框架、脈絡裡面，有條有理，然後在這個基礎上，繼續累積這些知識，逐漸體會真正的用藥之道。

但是單是這兩本書，其實還是不夠的。

道理很簡單，在內容上，就算結合文、史、哲這些元素，說到底，這兩本書只是將這些理論寫出來，難免有點機械性，總會給人一種「紙上談兵」的感覺，讀起來或許會構成一層隔閡，還可能會產生一種「離地」的感覺。

我一直覺得，這是一個缺憾，總有一點美中不足的感覺，直至星夜出版再度邀約出書，我便嘗試突破這個框架，主要透過跟大家分享一些自己在工作上的經歷，作為例子，借事說理，試試看，針對「適應症」、「服用方法」、「副作用」、「注意事項」這四個因素，提供一些「註腳」，希望能夠帶給大家一個較全面的用藥概念。

簡單說，《藥事知多D》、《用藥知多D》是潑墨山水的灑脫，《藥房事件簿》是工筆花鳥的精緻，一粗一細，相輔相成，從而希望能夠刻畫一個較清晰的輪廓出來，讓大家能夠領略用藥之道。

這就是我想寫這本書的主要原因。

其實，這本書裡記載的這些事件，同時會不會是大家的寫照呢？

無論如何，看過這些事件後，現在是時候沉澱一下心情，做一做總結：

在《用藥知多D》裡，我曾經提到，用藥之道主要離不開「術」、「藝」這兩個層次，前者是「What To Take」，後者是「How To Take」，但是用藥之道的背後還有更高一層的層次。

這個層次，便是用藥之「道」。

所謂的「道」，除了掌握這些藥物知識外，還要進一步內化成為自己的生命，活學活用，根據實際的情況，調整用藥的策略，簡單說，「術」是「懂」，「藝」是「悟」，「道」便是「通」。

常言道：「兵無常勢，水無常形。(《孫子兵法·虛實》)」同理，用藥也是一樣，就算是同一個用藥者，同一種藥，今天是對，不代表明天是對，更加不代表永遠是對的。

這種「無常」的概念，倒是有點像一張太極圖，黑中有白，白中有黑，黑的最強是白的最弱，白的最強是黑的最弱，同時不斷旋轉變化，天行健，君子以自強不息。(《易經·象傳·乾》)這就是用藥的「道」。

簡單說，不管是「術」，還是「藝」，這只是停留在「戰術」的階段，直至「道」，這便已經昇華至「戰略」的境界，用藥之道，其實在踐墨隨敵。(《孫子兵法‧九地》)跟「術」、「藝」不同，「道」的真正重點，不是「踐墨」，而是「隨敵」。這種「隨」的概念，便是「道」。

這個「道」，真正的關鍵，在知道「為什麼服藥？」

這是「實踐」方面的層面，簡單說，就是「Why To Take」。這就是《藥房事件簿》所要表達的概念。

「Why To Take」，配合「How To Take」、「What To Take」這門立體的學問，便成為了一門「活」的學問。

如果說《藥事知多D》、《用藥知多D》是理論的話，那麼，《藥房事件簿》便是實踐。用藥，既是理論，又是實踐。

這，就是用藥之道。

小小藥罐子

〈破解「eyd」的秘密〉

如果將「eyd」上下倒轉看的話，
便會變成「phə」，
這是「phərməcist」的常用簡寫，
即「藥劑師」的意思。

phə

藥房事件簿
The Pharmakid Case Files

作　　者：小小藥罐子
出版經理：望日
責任編輯：清君
設計排版：marimarichiu

出　　版：星夜出版有限公司
網址：www.starrynight.com.hk
電郵：info@starrynight.com.hk

香港發行：春華發行代理有限公司
地址：九龍觀塘海濱道 171 號申新證券大廈 8 樓
電話：2775 0388
傳真：2690 3898
電郵：admin@springsino.com.hk

台灣發行：永盈出版行銷有限公司
地址：231 新北市新店區中正路 499 號 4 樓
電話：(02)2218-0701
傳真：(02)2218-0704

印　　刷：嘉昱有限公司

圖書分類：流行讀物／醫藥衛生
出版日期：2017 年 11 月初版
I S B N ：978-988-77904-5-7
定　　價：港幣 98 元／新台幣 430 元

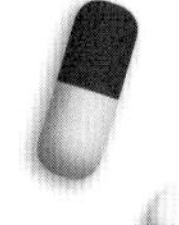
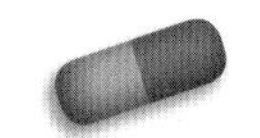